Monthly Book
Medical Rehabilitation
編集企画にあたって………

　外来診療で最初に目にする情報は，患者さんが診察室に入ってきて対面するまでの歩き方と姿勢です．リハビリテーション医療に携わる者であれば，その所見から，背景にある病態を探り当てるための診察や検査を組み立てられなくてはなりません．生活を営むための基本的活動を支える，歩きと姿勢の問題を解決することは，リハビリテーション医療の重要な使命であり，そのためには，病態を捉える視点を持つこと，そして，その治療方略を患者さんに提供できることが求められます．

　歩行・姿勢制御には，骨格構造の異常や筋力低下，疼痛，神経麻痺，心肺機能障害，さらには精神心理的問題や生活環境など，ありとあらゆる要因が影響します．これらが歩行・姿勢制御における病態にどのように関与しているかを探究するための基礎的知識として，まず，健常者での制御様式を理解する必要があります．歩行リズム生成や予測的姿勢制御など，'歩きと姿勢の科学'として取り上げるべき項目は多数ありますが，リハビリテーション治療に直結する話題として，歩行の神経制御機構ならびに倒立振子モデル，姿勢制御における体性感覚情報の役割について解説いただき，誌面の制約から基本的には，病態を科学するための手引きとなるようなテーマを組ませていただきました．また，多様な症候を呈するパーキンソン病や座位姿勢（シーティング）については，それだけで特集が組めるほどの問題を含んでいることから，今回の特集からは外させていただいております．歩行・姿勢制御における病態を捉えるには，特徴的なパラメータを抽出することが重要であり，ご執筆いただきました諸先生のお陰を持ちまして，脳卒中，脊髄疾患，脳性麻痺，骨関節疾患の特徴分析に有用となる指標についての見解を深めていただくことができる一冊となっているかと自負致しております．

　移動に必要な姿勢制御は，重力環境下における力学的平衡を管理する方略であり，様々な感覚情報を処理することで安全性・安定性・効率性の最適化(optimization)がはかられた結果とみなすことができます．しかしながら，患者さん自身が適用した方法が最善の方法であるとは限りません．不適切な代償に収束して機能回復が妨げられている場合や，変形・疼痛などの二次障害を誘発してしまう場合があります．リハビリテーション医療の提供者は，安全性・安定性・効率性について，真の意味での最適化を誘導する科学を身につけていなくてはなりません．

　その治療を展開していくうえでの大原則は，変化を客観的に計測することです．最適化をはかるのはあくまでも患者さん自身であることを念頭に置き，特定のアプローチがいかなる変化を提供したのか，その変化はどのような利得をもたらし，継続的に受け入れられたのかをデータとして蓄積していくことこそが，リハビリテーション医療の科学を発展させる糧となることでしょう．'歩きと姿勢の科学'を提供する臨床現場において，本特集が何らかの役に立つことができれば幸いです．

2019 年 4 月
長谷公隆

Key Words Index

和　文

― あ行 ―
歩き　1
運動学的指標　21
運動力学的指標　21

― か行 ―
片麻痺歩行　21
感覚ノイズ　1
機能的近赤外線スペクトロスコピー
　　　　　　　　　　　　　　9
筋電図　21
股関節累積負荷　61

― さ行 ―
姿勢　1,46,61
シナジーモジュール　35
推進力　16
垂直性　53
制動力　16
脊髄　42
脊髄損傷　28
脊髄反射　42
脊柱　61

― た行 ―
体性感覚情報　46
知覚　46
電気刺激　42
倒立振子　16
トップダウン処理　53
トレッドミルトレーニング　35
トレッドミル歩行　9

― な行 ―
脳性麻痺　35
脳卒中　42

― は行 ―
半側空間無視　53
変形性関節症　61
歩行　28,35,42,53,61
歩行・姿勢制御　9
歩行解析　21
歩行分析　28
ボトムアップ処理　53

― ら行 ―
リハビリテーション　1,9
リハビリテーションロボット　35

欧　文

― B ―
bottom-up process　53
braking force　16

― C ―
cerebral palsy　35
cumulative hip loading　61

― E・F ―
electrical stimulation　42
electromyography　21
functional near-infrared spectros-
　copy　9

― G ―
gait　28,35,53,61
gait analysis　21,28
gait and postural control　9

― H・I ―
hemiplegic gait　21
inverted pendulum　16

― K・L・O ―
kinematic parameter　21
kinetic parameter　21
locomotion　1,42
osteoarthritis　61

― P ―
perception　46
posture　1,46,61
propulsion force　16

― R ―
rehabilitation　1,9
rehabilitation robot　35

― S ―
sensory noise　1
somatosensory information　46
spinal cord　42
spinal cord injury　28
spinal reflex　42
spine　61
stroke　42
synergy module　35

― T ―
top-down process　53
treadmill gait　9
treadmill training　35

― U・V ―
unilateral spatial neglect　53
verticality　53

Writers File

ライターズファイル（50音順）

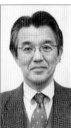

淺井 仁
（あさい ひとし）

1982年	金沢大学医療技術短期大学部理学療法学科卒業 金沢赤十字病院（理学療法士）
1984年	金沢大学医療技術短期大学部理学療法学科, 助手
1993年	同, 講師
1999年	同大学医学部保健学科理学療法学専攻, 助教授
2003年	同大学医学博士
2004年	同大学医学部保健学科理学療法学専攻, 教授
2008年	同大学大学院保健研究域保健学系リハビリテーション科学領域, 教授

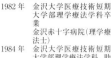

長谷公隆
（はせ きみたか）

1985年	慶應義塾大学卒業 同大学リハビリテーション科
1992年	小田原市立病院リハビリテーション科, 医長
1995年	慶應義塾大学医学部リハビリテーション科, 助手
1997年	カナダAlberta大学神経科学留学
2000年	慶應義塾大学医学部リハビリテーション科, 講師
2005年	同, 助教授
2007年	同, 准教授
2012年	関西医科大学附属枚方病院リハビリテーション科, 診療教授
2018年	同大学リハビリテーション医学講座, 教授

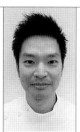

森 公彦
（もり きみひこ）

2004年	京都大学医療技術短期大学部卒業 同大学医学部附属病院理学療法部
2007年	関西医科大学附属枚方病院（現：附属病院）リハビリテーション科
2018年	同, 主任

大畑光司
（おおはた こうじ）

1994年	京都大学医療技術短期大学部卒業 大阪府立大手前整肢学園
1997年	大阪府立看護大学医療技術短期大学部, 助手
1999年	京都大学医学部保健学科, 助教
2008年	同大学大学院医学研究科人間健康科学系専攻, 講師

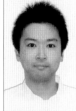

藤本宏明
（ふじもと ひろあき）

2005年	兵庫医科大学卒業 大阪大学医学部附属病院初期研修医
2006年	大手前病院, 初期研修医
2007年	市立豊中病院神経内科, 後期研修医
2010年	大阪大学神経内科・脳卒中科
2012年	森之宮病院神経リハビリテーション研究部
2015年	大阪大学大学院修了
2016年	同大学神経内科・脳卒中科
2017年	森之宮病院神経リハビリテーション研究部

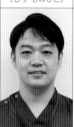

脇田正徳
（わきだ まさのり）

2004年	京都大学医療技術短期大学部卒業 関西医科大学附属病院リハビリテーション科
2011年	畿央大学大学院健康科学研究科修士課程修了（健康科学）
2018年	関西医科大学香里病院関医デイケアセンター・香里, 主任

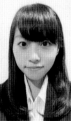

川崎詩歩未
（かわさき しほみ）

2015年	京都大学卒業
2017年	同大学大学院修士課程修了 京都市北総合支援学校, 理学療法士
2019年	京都大学大学院博士後期課程在学中

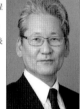

藤原俊之
（ふじわら としゆき）

1993年	福井医科大学卒業 慶應義塾大学リハビリテーション医学教室入局
2002年	Institute of Neurology (London, UK) Research Fellow
2005年	慶應義塾大学リハビリテーション医学教室, 専任講師
2014年	東海大学専門診療学系リハビリテーション科学, 准教授
2017年	順天堂大学大学院医学研究科リハビリテーション医学, 教授

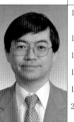

和田 太
（わだ ふとし）

1989年	産業医科大学卒業 同大学リハビリテーション医学講座入局
1990年	浜松労災病院リハビリテーション科
1995年	産業医科大学大学院修了
1996年	愛媛労災病院リハビリテーション科
1999年	中部労災病院リハビリテーション科
2001年	産業医科大学リハビリテーション医学講座, 講師
2011年	同, 准教授
2015年	東京女子医科大学リハビリテーション科, 准教授

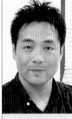

建内宏重
（たてうち ひろしげ）

1998年	京都大学医療技術短期大学部理学療法学科卒業 大阪医科大学附属病院リハビリテーション科, 理学療法士
2006年	京都大学医学部保健学科理学療法学専攻, 助手
2007年	同大学大学院医学研究科人間健康科学系専攻, 助教
2009年	米国ワシントン大学セントルイス校留学
2018年	京都大学大学院医学研究科人間健康科学系専攻予防理学療法学講座, 特定准教授

Contents

歩きと姿勢を科学する

編集企画／関西医科大学教授　長谷公隆

歩きと姿勢を科学する―オーバービュー　　　　　　　　　　　　長谷　公隆　　*1*

> 多関節運動の自由度管理に基づく立位・歩行制御解析の理論的背景を紹介し，
> 感覚ノイズ処理によるリハビリテーション治療戦略の概要を述べる．

歩行制御の神経機構とリハビリテーション治療の可能性　　　　　藤本　宏明ほか　　*9*

> ヒトの歩行・姿勢バランス制御の神経機構についての最近の神経科学的知見
> と，リハビリテーション治療の可能性について概説した．

歩行の力学と倒立振子　　　　　　　　　　　　　　　　　　　　大畑　光司　　*16*

> 歩行の基盤である効率的な倒立振子を実現するためには制動力と推進力の制御
> が重要である．特に推進力の改善は片麻痺歩行や高齢者の歩行改善に寄与する．

脳卒中片麻痺患者の歩行解析　　　　　　　　　　　　　　　　　脇田　正徳　　*21*

> 脳卒中の歩行リハビリテーションでは，詳細な評価に基づき治療戦略を立てる
> 必要がある．機器による定量的な歩行解析は，歩行制御の問題点を抽出し，治
> 療課題へと誘導するのに有用である．

脊髄損傷の歩行の特徴―歩行分析の結果から　　　　　　　　　　和田　　太　　*28*

> 不全脊髄損傷や頚椎症性脊髄症では痙性歩行を呈する．歩行分析による研究は
> 少ないが，遊脚期の股や膝の屈曲の減少，過度の足底屈，立脚での足底屈不足
> などの所見が得られている．

Monthly Book

MEDICAL REHABILITATION No. 235/2019.5 目次

編集主幹／宮野佐年　水間正澄

脳性麻痺児の歩行における運動学的特徴　　　　　　川崎詩歩未ほか　**35**

脳性麻痺児の歩行パターンの特徴および神経学的な問題について概説する. さらに, トレッドミルおよびロボットを用いたトレーニングによる関節角度や神経制御における変化についても紹介する.

歩行の神経回路と Neuromodulation　　　　　　藤原　俊之　**42**

歩行運動は脊髄における locomotor circuit の関与が大きい. この locomotor circuit を構成する回路は脊髄反射を構成する回路からなる. よって脊髄反射を利用することにより, 歩行運動の再現が可能である.

姿勢制御における位置知覚と体性感覚情報　　　　　淺井　仁　**46**

姿勢制御に不可欠な姿勢の知覚について, 前後方向における立位位置の知覚を中心に述べる. そして, 位置を知覚するための体性感覚情報についてこれまでの知見を紹介する.

**半側空間無視を有する脳卒中片麻痺の
歩行障害に対するアプローチ**　　　　　　　　　　森　公彦ほか　**53**

半側空間無視患者の歩行再建には, 麻痺側の身体内外の感覚情報に注意を向け, 適切に処理し, 運動麻痺の改善と同時に非麻痺肢での代償的運動制御を抑制する方略が重要である.

**中高齢者の歩きと姿勢を科学する
―変形性関節症とのかかわり**　　　　　　　　　建内　宏重　**61**

中高齢者の一般的な加齢による姿勢・歩行の変化とととともに, 変形性股・膝関節症患者の姿勢・歩行の変化, ならびに股・膝関節症の進行にかかわる姿勢・歩行の特徴を述べる.

❖キーワードインデックス　前付2
❖ライターズファイル　前付3
❖ピンボード　69
❖既刊一覧　73
❖次号予告　74

読んでいただきたい文献紹介

　歩行のイロハを学ぶとき，まず手にする本は，歩行周期の位相を見事に分類したペリーの「歩行分析―正常歩行と異常歩行―」[1]であろう．そして，歩行分析を実臨床において役立てるべく読む本が「観察による歩行分析」[2]である．正常歩行と異常（病的）歩行を客観的に捉えるためのノウハウが詰まった成書であり，これらは理学療法士が勤務するリハビリテーション医療施設であればどこにでもある本である．そして，歩行再建のためのリハビリテーション実用書として，その治療的側面をしっかりと網羅した日本発の成書が「脳卒中片麻痺者に対する歩行リハビリテーション」[3]，「歩行再建―歩行の理解とトレーニング―」[4]の2冊である．両者ともに，正常歩行の基礎から治療への展開が科学的にまとめあげられている．前者は，片麻痺歩行のリハビリテーションについて，評価，各病期でのトレーニング，装具療法，ニューロモデュレーションやロボットなどの治療戦術を含み，後者は，歩行再建に必要となる思考過程を科学的裏付けに基づいて提示したうえで，標準的評価法から先端的治療に至る様々なリハビリテーション技術をいかにして患者に適用していくべきかが記されている．このような成書が発刊されたことは，リハビリテーション医学教育を実践するうえでも非常に喜ばしいことである．

　加えて，歩行分析の科学的展開という側面でご一読いただければと思う文献は，本特集のオーバービューでも紹介させていただいた'intelligent data analysis'に関するWikströmらの体系的レビュー[5]である．例えば，重心の位置が刻々と変化する中では，同じ筋肉が制動力として作用する局面もあれば，推進力として作用する局面もある．ゆえに，歩行・姿勢制御を科学的に記述するには，複数の要素をモニタリングしたうえで，それらをまとめる手続きが必須となる．結果として起こる定量的動作分析での'information overload'を解決するデータ削減，クラスター分析，クラス分類などの解析技術は，'歩きと姿勢の科学'を推し進めるための有力なツールとなる．

1) Perry J, Burnfield JM(著), 武田　功ほか(監訳)：歩行分析―正常歩行と異常歩行―. 第2版, 医歯薬出版, 2012.
2) Götz-Neumann K(著), 月村慶一ほか(監訳)：観察による歩行分析. 第1版, 医学書院, 2005.
3) 阿部浩明, 大畑光司(編)：脳卒中片麻痺者に対する歩行リハビリテーション. 第1版, メジカルビュー社, 2016.
4) 大畑光司(著)：歩行再建―歩行の理解とトレーニング―, 第1版, 三輪書店, 2017.
5) Wikström J, et al：Intelligent data analysis of instrumented gait data in stroke patients-a systematic review. *Comput Biol Med*, **51**：61-72, 2014.

（長谷公隆）

特集／歩きと姿勢を科学する

歩きと姿勢を科学する
―オーバービュー

長谷公隆*

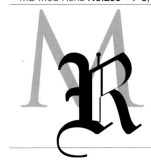

Abstract 二足立位での姿勢・歩行制御は，重力環境下で重心制御を実現する倒立振り子モデル，多関節運動の自由度(degree of freedom)を管理する共同運動(synergy)による制御モデルが適用され，生体工学的計測法と解析技術の進歩を基盤に運動学的・運動力学的事象と生体電気現象との関係が明らかにされることで追究されてきた．立位・歩行再建は，適応的代償(adaptive compensation)と感覚処理系の重み付けの変化(sensory re-weighting)を考慮し，その冗長(redundancy)な動きの変動性(variability)を捉えて，機能的な自由度管理を誘導する治療課題を設定する必要がある．その理論的背景を提示しながら，リハビリテーション診療における姿勢・歩行解析の結果を紹介し，二足立位での姿勢・歩行制御における冗長性を最適化させるために処理させるべき感覚ノイズ(sensory noise)の功罪に関する話題を提供する．

Key words 姿勢(posture)，歩き(locomotion)，感覚ノイズ(sensory noise)，リハビリテーション(rehabilitation)

はじめに

身体を直立位に保持しながら，多関節運動を制御することで運動モーメントを管理する立位・歩行制御は，ヒトとしての進化の証である[1]．その生体力学的解析においては，床面との接点-立位制御においては足部を支点(center of pressure；CoP)として，空間にある身体の重心(center of mass；CoM)が管理される倒立振り子モデルが適用される．動作の遂行に際して中枢神経系(central nervous system；CNS)は，身体を支持し，バランスを保つための姿勢制御を優先し[2]，CoMとCoPとのずれを予測的に制御する(anticipatory postural control)[3)4)]．これらは，運動学的(kinematics)・運動力学的(kinetics)事象と生体電気現象の計測法ならびに解析技術の進歩を基盤として，様々な角度から解明されてきた．しかしながら，この最も身近な運動制御の本態は，未だ明らかにはなっていない．我々が何気なく踏み出す一歩が，いかなる制御を受けて管理されているのかを科学することは，ヒトの未来を支える糧となるであろう．本稿では，本特集の序章として，リハビリテーション診療に際して実践してきた歩行・姿勢解析の結果と意義を考察しながら，それらの臨床への展開に関して紹介する．

CoP制御からみた立位姿勢の成り立ち

リハビリテーション医療において立位制御は，移乗動作を獲得し，二足歩行の出発肢位となる重要な治療対象である．立位バランスは，CoMとCoPとの位置関係を制御することで保たれることから，立位での静的平衡機能は，一定時間におけるCoP変位量で評価できる．しかし，その振る舞いは，様々な情報処理の結果に基づき，動的制御の出発点として機能的に構築されることを念頭に置いて評価する必要がある．

---

* Kimitaka HASE，〒 573-1191 大阪府枚方市新町 2-5-1 関西医科大学リハビリテーション医学講座，教授

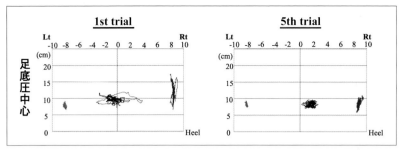

図 1. 片麻痺患者の立位姿勢構築（左片麻痺）
脳卒中発症後に初めて立位保持課題を反復した結果，麻痺側下肢の姿勢制御能力の低下に適用して非麻痺側への重心変位による立位姿勢を学習する（＝麻痺側下肢の不使用）．

（文献 5 より引用）

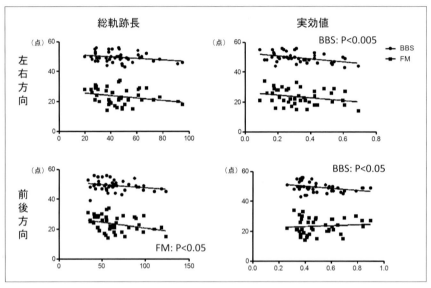

図 2. CoP 指標と BBS/FM スコアの関係
屋外歩行が自立している生活期片麻痺患者 40 例の安静立位制御における左右方向・前後方向の CoP 指標（LNG：総軌跡長，RMS：実効値）とバランス指標（Berg balance score；BBS）および下肢運動機能指標（Fugl-Meyer アセスメントスコア；FM）との関係．下肢運動機能が悪いほど前後方向における重心管理の活動量 LNG は増大するが，在宅生活による姿勢管理の結果，重心管理システムとしての有効性を示す RMS はバランス指標である BBS と関係し，下肢運動機能とは関与しない．

　麻痺患者の立位姿勢は，障害された機能を代償する形で構築される．例えば片麻痺では，麻痺肢による姿勢制御が困難になるため，いわゆる垂直性が失われていない患者は立位制御を反復していくうちに，非麻痺肢に荷重を移して重心を制御することを学習する（**図 1**）[5]．これによって，その麻痺レベルにおける重心動揺管理の基本システムが割り付けられ（optimal assignment）（**図 5-b** を参照），立位制御に必要な非麻痺肢の筋活動量も減少する[6]．しかしながら，非麻痺肢荷重による代償的姿勢制御が獲得されてしまうと，麻痺肢による制御が放棄されるため（learned non-use），運動麻痺の回復は阻害されることになる．

　同様の現象は，健常者の片側大腿遠位部の駆血帯による阻血性感覚入力遮断によって実験的に確認される[7]．阻血によって，α 運動ニューロン機能は保持されるも感覚入力が遮断された状態，すなわち，ヒラメ筋 H 反射消失後は，安静立位制御に

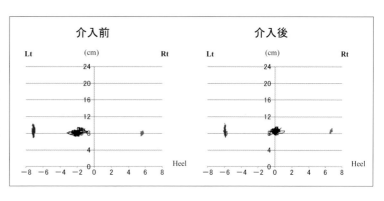

図 3.
歩行訓練の効果判定—Stroop 課題による評価—
模擬義足を非麻痺肢に適用した歩行練習後には，重心動揺が麻痺肢でも管理されるようになり，Stroop 課題実施下においてもその制御は保持される(右片麻痺).

おける CoP 軌跡長，すなわち重心管理に必要な活動量は増大し，CoP の実効値，すなわち重心管理システムとしての有効性は失われる．同時に，CoP 動揺を管理する領域を足関節軸上，すなわち後方へ変位させる．さらに着座動作が加わると，CoM を立位姿勢における支持基底面(base of support；BoS)から異なる BoS へ運ぶための運動モーメントを供給する運動制御を構築するために，感覚入力遮断された下肢への荷重量は減少し，不使用が助長される[8)9)]．このように，立位姿勢制御にかかわる感覚-運動統合になんらかの破綻が生じた場合，二足立位では健常なほうの下肢を中心とした制御を安定性と効率性を得るために習得していく(adaptive compensation)．結果として，屋外歩行が可能となった生活期の片麻痺患者では，重心管理システムとしての有効性，すなわち CoP 実効値は片麻痺機能(Fugl-Meyer アセスメントスコア)とではなく，バランス指標(Berg balance score)と相関する(図 2).

リハビリテーション医療における立位制御

体節間の剛体リンク系において自由度を制御し，身体の重心を管理する過程で生じる揺れ情報は感覚ノイズ(sensory noise)として感知され，視覚，前庭覚，固有感覚情報の処理に基づいて管理される．この感覚-運動統合は，感覚処理系における重み付けを自在に変えることで効率化される(sensory re-weighting)．例えば暗闇の中では，視覚以外の感覚情報への依存度を高めて姿勢制御が実行され，ゆえに下肢に感覚障害があると夜間の転倒リスクが増す．左右の下肢からの固有感覚情報は独立して重み付けに寄与し，年齢や疾患によって機能が保たれている感覚処理系への依存度を高める[10)11)]．しかしながら，この 'sensory re-weighting' によって特定の感覚処理系への依存が確立されると，姿勢制御における良い意味での冗長性(redundancy)が失われる．片麻痺患者は視覚情報に依存した立位制御が習得していくことが指摘されおり[12)]，治療場面では種々の感覚ノイズを付与することで必要な感覚処理系を動員させ，その際に生じるエラーを減らすための運動戦略を学習させる必要がある．

義足での立位制御は片麻痺患者でのそれに類似する．義足側では，エンドエフェクターとしての足関節制御が機能しないために，対側下肢による姿勢制御が必要となる．ゆえに，模擬義足を片麻痺の非麻痺肢に適用すれば，姿勢制御に必要な感覚ノイズを麻痺肢に処理させることができる．模擬義足を用いた歩行練習は，非麻痺側足部からの感覚情報が欠落した条件下で，麻痺肢による感覚処理に基づいた姿勢制御を学習させることができる[13)]．意識的に麻痺肢に荷重をさせるような練習法(explicit learning)ではないので自動化は良好であり，認知課題を課しても麻痺肢を動員した対称的な立位制御が獲得される(図 3).

一方，立位制御における適応状態の評価は，脊柱アライメントなどの変形リスクを予測できる可能性がある．思春期特発性側弯症の矯正術後には，脊柱アライメントが劇的に改善する一方で，側弯変形に対して立位を安定させるために適応していた姿勢制御システムが大きく変容する．新たな脊柱アライメントにうまく適応し，術後の生活を通じて脊柱アライメントがさらに改善する症例が多く存在する反面，一部の症例で矯正固定部の

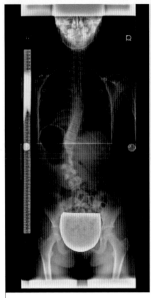
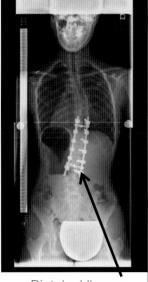
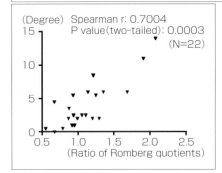

術前Cobb角：49.3°　　固定椎体：T10-L3　　Distal adding-on
　　　　　　　　　　　　　術直後　　　　　　　術後3か月

図 4.
側弯症矯正術後の脊柱アライメントと立位制御の変化
　a：思春期特発性側弯症矯正術後の distal adding-on 現象
　b：術前に対する術直後の実効値ロンベルグ指数が大きい症例で，術後3か月後の前額面腰椎部変形が進行するリスクが高い．

下位腰椎に起こる傾斜変形が問題となる(distal adding-on)[14] (**図 4-a**). この現象について，立位制御における CoP 関連指標との関係について関係を検証してみると，術後3か月間の前額面における腰椎傾斜角度の変化量は，術直後のロンベルグ指数，特に術前に対する術直後の実効値ロンベルグ指数との間に強い相関が検出される(**図 4-b**). ロンベルグ指数は，姿勢制御系における視覚への依存度を反映することから，術前に比べて術直後の立位制御に視覚情報に基づいた姿勢調節を必要とするようになった患者で，3か月後に腰椎アライメントが大きく変化することが示唆される．したがって，術直後の立位制御において，視覚情報に基づいた重心動揺管理を必要とする症例については，体幹装具の検討を含めた注意深い対応が求められる．

歩くための協調運動制御〜動的システム理論〜

ヒトが目標とするパフォーマンスを実現するには，ある環境の制約下で，その課題実行に必要な複数の関節運動を制御する必要がある．動的システム理論(dynamical systems theory)は，生体(organism)，課題(task)，環境(environment)において運動を規定している制約因子(constraints)を同定し，多関節運動における自由度(degree of freedom：DoF)が管理されることで実現する協調運動を捉える理論である[15]．例えば，運動麻痺によって生体に制約因子が生じた場合，運動方略の変更や住環境の設定など，課題・環境を設定して運動様式を安定化させる治療戦略は，リハビリテーション治療において頻繁に用いられる方法である．また，パフォーマンス実現に向けて，関連

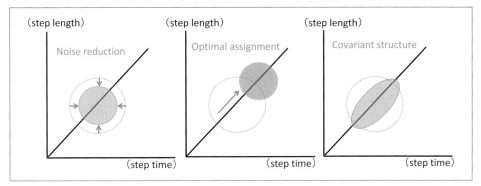

図 5. トレッドミル歩行における歩長とステップ時間の関係
一定速度でトレッドミル上を歩くための歩長(step length：SL)とステップ時間(step time；ST)の関係は，SL＝v×ST で表される．その解の集合体(solution manifold)を達成する方法には以下の3つがある．
　a：変数 SL，ST 自体のばらつきを小さくする方法(noise reduction)
　b：SM 上で最もばらつきが起こりにくい解を選択する方法(optimal assignment)
　c：SL，ST のばらつきの方位を SM 上に沿わせる方法(covariant structure)

する生体・課題・環境におけるシステム評価が必要であることを示唆している．

DoF 管理に基づく協調運動には，多関節運動を制御するための特定のパターンが出現する．これが共同運動(synergy)である．多くの関節および筋肉を有する生体は，様々な方法でパフォーマンスを実現できる．ヒトは膝を曲げたままでも，踵をつかなくても歩くことが可能である．この冗長性に富む運動制御方略の中から，目的を達成するために CNS が適応した解の集合体を 'solution manifold'(以下，SM)という．CNS は基本的に，安定性をもって効率的に，歩く速さなどの目標変数を管理するべく，筋出力やそのタイミングなどの冗長な要素(遂行変数)を制御する．快適歩行速度で歩く場合には，共同運動によって管理される運動の変動性(variability)は小さいが，早足やゆっくり歩く場合には歩行周期間の関節運動の変動性は大きくなるであろう．

目標変数の管理は関節レベルだけでなく，身体レベル，例えば歩長やリズムを制御対象(遂行変数)と考えることもできる．トレッドミル歩行においては，歩行周期毎の歩長(step length；SL)とステップ時間(step time；ST)の関係，すなわち SM は，SL＝v×ST(図5)で表され，歩行速度(v)は一定となる．これらの歩行周期毎の SL，ST の変動性は少なくとも3つの方略で管理される．第

一に，変数である SL，ST 自体のばらつきを小さくする方法(noise reduction，図5-a)である．第二に，SM 上で最もばらつきが起こりにくい解を選択する方法(optimal assignment，図5-b)がある．身長という生体の制約因子に基づけば，背の高い人は歩長を大きくしてゆっくり歩くのに対し，背が低ければ小刻みに早いテンポで歩く方法を選択することになるが，これにトレッドミルの長さが環境における制約因子となり，両者の解が決定されるであろう．そして第三に，遂行変数すなわち SL，ST 自体の変動性ではなく，両者のばらつきの方位を可能な限り SM 上に沿わせることで，目標変数すなわち歩行速度を一定に保持する方略である．この共変構造(covariant structure，図5-c)を解析する方法に，uncontrolled manifold (UCM)，goal equivalent manifold(GEM)などがある．これらの詳細は文献に譲るが[16]~[18]，共変構造の形成は SM に平行な方向の目標変数に直接関連する分散が，SM に対して垂直方向の分散に比べて大きくなっていることで確認できる．目標変数のばらつき減少に貢献しない課題非関連方位の制御は放棄し，SM に平行な課題関連方位の制御のみに集中するような方略を最小介入の原則(minimum intervention principle)と称する[17]．課題反復による変動性の時間的変化を捉えられれば，運動学習の方略を理解できるであろう．

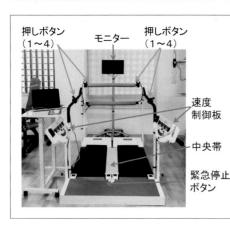
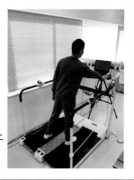

図 6.
歩行関連感覚ノイズ処理を提供するデュアル・トレッドミル
個々に速度設定が可能な 2 台のトレッドミルを 20 cm の中央帯を設けて並列に配列し,前後左右の柵上に 1〜4 の数字が記された径 7 cm の押しボタンを,正面モニターにランダムな順序で提示される番号に従って押す反応時間課題(アニマ社製).

　Decker らは,トレッドミル歩行における歩行周期毎の変動性を高齢者と若年者で比較し,高齢者では課題関連方位の分散が小さく,非課題関連方位の分散が大きいことを報告している[18].これは,高齢者が若年者のように,歩長とリズムの関係を柔軟に制御できていないことを示唆する.このように,等至性(equifinality)として知られる問題を管理するために現れる特定のパターンが持つ変動性を評価することで,その課題に対する適応力を同定できる可能性がある.課題関連方位に幅広く制御できるということは,いかなる場面においてもそのパフォーマンスを柔軟に再現可能であることを意味し,そうした能力を学習させるためには,その課題に関連する様々な感覚ノイズを処理させることが必要になる.歩行再建においては,上肢・体幹運動を行いながら歩行リズムを管理する練習が想定される(図 6).

歩くためのシナジー形成〜課題特異的練習〜

　歩行のための多関節運動を制御する'synergy'形成には多数の筋が関与しており,したがって複数の筋活動を統合して評価する必要がある.一歩行周期における表面筋電図データを整流して加算平均した振幅値を正行列と考えれば,複数の筋活動パターンを非負値行列因子分解(non-negative matrix factorization;NNMF)によって,活動量の異なる重み付けで構成された構成要素(module)に要約できる(data reduction)[19].一歩行周期では,立脚初期の中殿筋・大腿四頭筋,立脚後期の下腿三頭筋,遊脚初期の前脛骨筋,遊脚後期のハムストリングを中心とした 4 つの筋モジュールがあり,麻痺肢では筋モジュール数の減少やその構成要素,活動パターンの異常がみられるとともに,歩行練習によってそれらが変容することが報告されている[20].歩行再建のための運動療法や装具療法において,どの筋モジュールに問題があるかを同定できることは課題特異的練習を展開するうえで有用であり[21],リハビリテーション治療への臨床応用が期待される.

　例えば,アシストをベースとする歩行練習は基本的に無誤学習(errorless learning)であることから,課題実施中に再教育したい'synergy'が誘導されていることが必須条件となる.歩行支援ロボットによるリハビリテーション治療で'non-responder'が存在する原因の 1 つは,歩行に必要な筋モジュールが誘導できていないことにあると考えられる.沖塩ら[22]は,足関節制御ロボットによる片麻痺患者を対象とした歩行練習において,立脚期制御に必要な筋モジュールを誘導できる例と,逆に筋モジュール数が減少する例を提示し,足関節制御ロボットによる練習の適応判定に応用できる可能性があることを指摘している.歩行支援ロボットによる治療効果を高めるために重視されている'必要とされるアシスト量(assist as needed)'[23]の設定を行ううえで,筋モジュールは重要な指標の 1 つとなることが期待される.

　歩行再建に有効な治療課題の開発においても筋モジュール評価は有用である.立脚後期に膝関節を屈曲しながら体幹,すなわち'passenger unit'を前方に誘導する動作は,足関節プッシュオフとともに歩くための推進力として重要である[24].これにより,足部の支持基底面内で重心を管理す

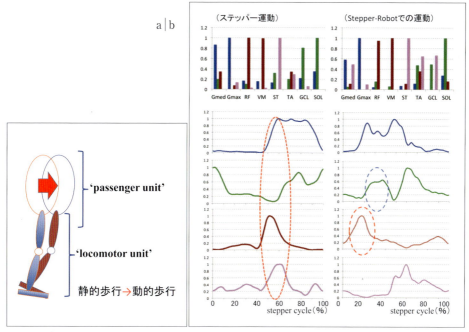

図 7．Stepper-Robot での筋モジュール
a：立脚後期の大腿四頭筋遠心性収縮によって体幹に供給される前方推進力．
b：上段：NNMF によって同定された筋モジュールの重み付け
　下段：足台が最低位にある状態から上昇し，最低位に戻るまでのステッパー運動における各筋モジュールの時間的パターン．通常のステッパー運動では基本的に足台を踏み込む動作が中心となり，足台が最高位となる 50%-stepper cycle から同期して活動する．Stepper-Robot では，筋モジュールが膝関節伸展運動とともに出現し，動的歩行再建には足関節によるプッシュオフと膝関節伸筋の遠心性収縮を再現できる．
（Gmed：中殿筋，Gmax：大殿筋，RF：大腿直筋，VM：内側広筋，ST：半腱様筋，TA：前脛骨筋，GCL：外側腓腹筋，SOL：ひらめ筋）

る静的歩行から，'passenger unit' を前方へ押し出す動的歩行が可能となる（図 7-a）．しかしながら，立位姿勢（closed kinetic chain）でのリズム運動の中で，大腿四頭筋の遠心性収縮を促すような課題は，自転車エルゴメーターやアシストを基本とした外骨格ロボットでは実現困難である．そこで，ステッパーの運動軸を空気圧による人工筋肉によって制御し，足底球部の荷重圧が設定値を超えなければ足台が上昇しないような制御系を考案し，国立研究開発法人情報通信研究機構研究助成を得て 'Stepper-Robot' を製作した．健常者のステッパー運動における下肢 8 筋の表面筋電図を計測し，NNMF によって筋モジュールを比較すると，Stepper-Robot では，膝関節伸筋の遠心性収縮に基づく筋モジュールが足台上昇時においてみられることが確認される（図 7-b）．これは，立脚後期でみられる膝関節伸筋モジュールと足関節底屈筋モジュールの動員パターンに類似しており，立脚後期再建のための練習法として期待できる．

おわりに

二足立位での移動能力は，ヒトとしての QOL（quality of life）に直結する．冗長性に富む運動制御は様々な側面を持つ．その科学的解析に基づいた治療課題の探求によって，健康寿命延伸をはかることがリハビリテーション診療の責務となる．

謝　辞

本稿の一部は，国立研究開発法人情報通信研究機構研究「脳機能補完による高齢者・障がい者の機能回復支援技術の研究開発」の研究成果による．

文 献

1) Schmitt D：Insights into the evolution of human bipedalism from experimental studies of humans and other primates. *J Exp Biol*, **206**：1437-1448, 2003.

2) Latash M, Nicholas JJ：Motor control research in rehabilitation medicine. *Disability Rehabil*, **18**：293-299, 1996.

3) Yiou E, et al：Balance control during gait initiation： State-of-the-art and research perspectives. *World J Orthop*, **8**：815-828, 2017.

4) Santos MJ, et al：The role of anticipatory postural adjustments in compensatory control of posture： 2. Biomechanical analysis. *J Electromyogr Kinesiol*, **20**：398-405, 2010.

5) 長谷公隆：運動学習理論に基づくリハビリテーションの実践. 第2版, 医歯薬出版, 2016.

6) Kiyota Y, et al：Adaptation process for standing postural control in individuals with hemiparesis. *Disabil Rehabil*, **33**：2567-2573, 2011.

7) Imai S, et al：Motor strategies responsible for maintaining standing posture after deafferentation of the unilateral leg. *Arch Phys Med Rehabil*, **86**：2027-2033, 2005.

8) Hase K, et al：Motor strategies for initiating downward-oriented movements during standing in adults. *Exp Brain Res*, **158**：18-27, 2004.

9) 佐古めぐみ：阻血による片側下肢の神経遮断が立位姿勢制御に与える影響. リハ医, **40**：537-545, 2003.

10) Bonan IV, et al：Sensory re-weighting in controls and stroke patients. *Clin Neurophysiol*, **124**：713-722, 2013.
Summary 立位制御における感覚処理系への依存性について，下肢腱の振動刺激，視覚運動性刺激，ガルバニック刺激による頭部，体幹および足底の CoP 動揺によって解析し，視覚系への依存が報告されている脳卒中患者においても，前庭，固有感覚情報を利用することが可能であることを示した.

11) Pasma JH, et al：Changes in in sensory reweighting of proprioceptive information during standing balance with age and disease. *J Neurophysiol*, **114**：3220-3233, 2015.

12) Tasseel-Ponche S, et al：Rod and frame test and posture under optokinetic stimulation used to explore two complementary aspects of the visual influence in postural control after stroke.

Gait Posture, **58**：171-175, 2017.

13) Hase K, et al：Effects of therapeutic gait training using a prosthesis and treadmill for ambulatory patients with hemiparesis. *Arch Phys Med Rehabil*, **92**：1961-1966, 2011.

14) Murphy JS, et al：Predictors of distal adding-on in thoracic major curves with AR lumbar modifiers. *Spine*, **42**：E211-E218, 2017.

15) Cano-de-la-Cuerda R, et al：Theories and control models and motor learning：clinical applications in neuro-rehabilitation. *Neurologia*, **30**：32-41, 2015.

16) Latash ML, et al：Motor control theories and their applications. *Medicina*（*Kaunas*）, **46**：382-392, 2010.

17) Todorov E, Jordan MI：Optimal feedback control as a theory of motor coordination. *Nat Neurosci*, **5**：1226-1235, 2002.

18) Decker LM, et al：Use of motor abundance in young and older adults during dual- task treadmill walking. *PloS One*, **7**：e41306, 2012.

19) Wikström J, et al：Intelligent data analysis of instrumented gait data in stroke patients-a systematic review. *Comput Biol Med*, **51**：61-72, 2014.
Summary 脳卒中患者の定量的歩行分析における 'information overload' を解決するために必要なデータ処理法として利用されているデータ削減，クラスター分析，クラス分類などの解析技術に関するシステマティック・レビュー.

20) Seamon BA, et al：Using a module-based analysis framework for investigating muscle coordination during walking in individuals post-stroke：A Literature review and synthesis. *Appl Bionics Biomech*, **2018**：3795754, 2018.

21) Ting LH, et al：Neuromechanical principles underlying movement modularity and their implications for rehabilitation. *Neuron*, **86**：38-54, 2015.

22) 沖塩尚孝ほか：空気圧人工筋による短下肢装具脱着式ロボットを用いた片麻痺歩行訓練前後での歩行時表面筋電図変化—非負値行列因子分解を用いた検討—. リハ科診療近畿地方会誌, **17**：12-17, 2017.

23) Hussain S, et al：Single joint robotic orthoses for gait rehabilitation： An educational technical review. *J Rehabil Med*, **48**：333-338, 2016.

24) Neptune RR, et al：Muscle force redistributes segmental power for body progression during walking. *Gait Posture*, **19**：194-205, 2004.

特集／歩きと姿勢を科学する

歩行制御の神経機構とリハビリテーション治療の可能性

藤本宏明[*1]　宮井一郎[*2]

Abstract　ヒトの二足歩行では，大脳皮質や基底核・脳幹・小脳・脊髄などの複数の中枢神経領域が階層的に運動を制御し，障害物などの外部環境変化に適応的に対応する随意的な歩行から定常速度での自動的な歩行まで可能となる．しかし，ひとたび脳や脊髄に損傷をきたすと，歩行に対する随意的エフォートが増大し，移動能力の制限が生じる．随意的な歩行運動には大脳皮質-基底核-視床ループなどの関与が大きく，繰り返すリズミカルで自動的な歩行運動の生成には，脳幹や脊髄などの下位中枢が重要と考えられている．歩行障害に対するリハビリテーション治療介入手法の検証として，リハビリテーション治療介入による機能回復に伴う神経活動変化について様々な研究が行われ，ヒトの歩行・姿勢制御機構の新たな知見が蓄積されている．最近，これらの神経科学の知見からリハビリテーション治療の方法論を創造する試みがなされるようになり，歩行再建と神経活動変化との因果関係の解明へとつながることが期待されている．

Key words　歩行・姿勢制御（gait and postural control），機能的近赤外線スペクトロスコピー（functional near-infrared spectroscopy），トレッドミル歩行（treadmill gait），リハビリテーション（rehabilitation）

歩行運動制御に関連する神経活動

1．正常歩行

歩行運動には，これまでのネコや二足歩行も可能であるサルなどの動物実験や機能画像研究などの結果から，大脳皮質や基底核・脳幹・小脳・脊髄などの複数の領域が複雑に関与し，階層的にコントロールしていることが明らかになっている[1]．歩行開始や障害物などの外部環境変化に対応する随意的な歩行運動には大脳皮質-基底核-視床ループが大きく関与し，脳幹や脊髄のCPG（central pattern generator）などの下位中枢が，繰り返すリズミカルで自動的な歩行運動を生成する．

一方，ヒトは恒常的に二足歩行を行っているが，潜在的に不安定な二足での立位姿勢を制御し，外部環境や目的動作に応じた，高度な適応的調節が必要である．他の動物と比較して大きく発達した大脳皮質や基底核などの関与が大きいと考えられる．高齢者が姿勢保持中に認知課題を同時に行うと，姿勢が不安定になり転倒リスクが増大することからも，これら上位中枢の関与が示唆されている．しかし，他の動物モデルでの詳細な生理学的検討をヒトで行うことは不可能であり，非侵襲的な機能画像研究が有用である．ヒトの歩行制御にかかわる脳活動測定には，これまでPET（positron emission tomography）やfMRI（functional magnetic resonance imaging）などの機能画像が用いられているが，体動によるアーチファクトに脆弱であり，実際の歩行運動時の脳活動測

[*1] Hiroaki FUJIMOTO，〒536-0025　大阪府大阪市城東区森之宮2-1-88　森之宮病院神経リハビリテーション研究部
[*2] Ichiro MIYAI，同病院，院長代理

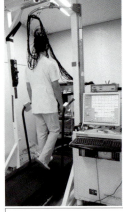

図 1.
歩行時の脳活動変化
a：fNIRS を用いた，健常者の歩行時の脳活動測定の風景．Shimadzu OMM-3000 にて測定．
b：脳卒中患者の片麻痺歩行時の脳活動変化．軽症では一次運動野の対称性が改善し，重症例では運動前野に活動上昇を認める．

（文献 6 より）

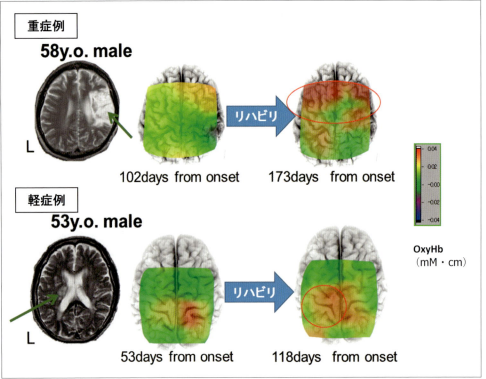

定ができないため，歩行の運動想像や足・膝関節運動などの限られた課題を臥位で測定することが多い．我々の施設では安全性の高い近赤外線スペクトロスコピー(functional near-infrared spectroscopy；fNIRS)を用いて，実際の歩行・姿勢制御課題中の大脳皮質活動を測定する技術を確立した．fNIRS を用いた歩行運動時の脳活動について，健常人ではトレッドミル上での歩行時に一次運動野の内側と補足運動野を中心とした大脳皮質活動の上昇がみられる[2]．また，歩行運動準備期には補足運動野の活動上昇が先行し，歩行開始直後における加速歩行中には前頭前野および運動前野の活動上昇がみられるが，体重免荷やトレッドミル速度の段階的増加により定常速度歩行に達するとこれらの領域の活動はむしろ低下した．また，このとき一次運動野の活動は歩行速度の増加と相関しなかった[3)4)]．これらの結果は，歩行開始や速度変化などの環境変化への適応的調整には前頭葉領域が関与し，定常歩行といった自動的な歩行には，脊髄の CPG を含む皮質下レベルの制御がより重要となることが示唆されている．

2．病的歩行

脳卒中後の片麻痺歩行では，一次感覚運動野の活動が病変半球で低下し，運動前野の活動上昇が

みられた[5]. 縦断的研究では，病変部位や大きさや重症度により，脳活動の変化に差異を認めた．歩行機能回復に伴い，皮質下の梗塞などで錐体路がある程度保存されている場合には，一次運動野活動の対称性の改善がみられ，中大脳動脈領域の広範な脳梗塞で錐体路損傷が大きい場合は，運動前野活動の上昇がみられた（**図1**）[6)7]．また，体重免荷によって一次感覚運動野の活動低下をきたすが，これは体重免荷が大脳皮質制御の負荷を少なくする可能性が示唆されている．一方，テント下の小脳や脳幹病変による失調性歩行では，一次運動野の活動に明らかな左右差を認めなかったが，定常速度での歩行において，健常者では加速歩行でのみ認められた前頭前野活動が持続してみられた[8]．

パーキンソン病では，大脳-基底核ループの障害が歩行制御に影響を与えていることが知られている．基底核が大脳皮質から興奮性入力を受ける一方で，基底核から視床を介して大脳皮質へ抑制性に出力し，大脳皮質活動を調節して随意的な歩行運動を制御している．また，基底核は中脳歩行誘発野（midbrain locomotor region；MLR）や脚橋被蓋核（pedunculopontine nucleus；PPN）などの脳幹部の歩行中枢にも出力し，脳幹の活動を調節し，筋緊張の調整や歩行の発現を制御している．また，基底核からの抑制出力が過剰となり，大脳皮質の興奮性低下や，MLRやPPNが存在する中脳被蓋部に作用し，筋緊張亢進や歩行障害を引き起こす．SPECTによる歩行時の脳活動測定では，健常者と比較して補足運動野の活動低下がみられ，はしご状の横線をまたぐ視覚的な外部キューを用いると歩行が改善（kinesie paradoxale）し，運動前野の活動上昇がみられた[9]．また，body-weight supported treadmill training（BWSTT）によって小歩やすくみ足が改善し，補足運動野の活動上昇がみられた[10]．すくみ足などの歩行障害に対して視床下核（subthalamic nucleus；STN）に対する脳深部刺激療法（deep brain stimulation；DBS）と同様に，筋緊張の制御に関与すると考えられているPPNをターゲットとしたDBSも試みられているが，今のところ効果は一定していない．

脊髄損傷患者における脊髄機能を画像的に評価することには限界があるが，実際の下肢の運動や運動想像時では，一次運動野の活動低下，大脳皮質-基底核-視床ループの活動上昇，力の変化に伴う脳活動変化の乏しさなどがみられた[11]．脊髄患者においてLokomat®を用い，膝を伸展した状態でBWSTTを行うと，股関節から骨盤帯への固有感覚入力が正常人に類似した下肢の筋活動パターンが誘発され，股関節からの求心性入力による股関節伸展動作が重要であることがわかる[12]．脊髄損傷患者に対する硬膜外電極による脊髄刺激や磁気刺激では，下肢の交互運動が誘発される[13]．実際，脊髄刺激とBWSTTを組み合わせることで，歩行機能やバランス能力が改善することが示唆されている[14]．また，損傷した脊髄を迂回して接続する人工神経接続手法が開発され[15]，今後，スペアされた神経制御信号をCPG賦活に利用することでの機能改善効果の検証が期待される．

姿勢制御に関連する神経活動

二足歩行には下肢の動きだけでなく，立位での体幹などの筋緊張を含む姿勢制御が必要である．前後方向の揺動外乱に対する立位姿勢保持課題を用い，姿勢制御にかかわる脳活動をevent-related fNIRSで評価したところ，健常者では，事前予告なしで間欠的に揺動外乱を与えると両側前頭前野の活動上昇がみられた．一方で，事前予告がある場合には，前頭前野に加えて補足運動野や頭頂連合野も活動上昇がみられた[16]．これらの結果は，外乱に伴う注意や姿勢保持に対する企図などに前頭前野が関与し，より意図的な姿勢制御には補足運動野や頭頂連合野が関与する可能性が示唆される（**図2**）[17]．

脳卒中患者での横断的検討では，揺動外乱に伴い非病変半球を中心に前頭前野・運動前野・頭頂連合野の活動上昇がみられ，患者のバランス能力と補足運動野および病変側の前頭前野活動との間に有意な相関を示した[18]．縦断的検討では，リハ

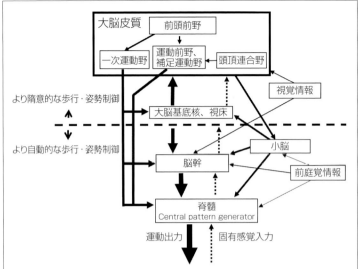

a	
b	c

図 2.
歩行・姿勢制御にかかわる神経機構
ヒトの歩行・姿勢制御では，中枢神経系の複数領域が階層的にコントロールしている．

a：大脳皮質-基底核-視床ループが外部環境への適応調節に大きく関与し，脳幹や脊髄などの下位中枢が，定常的な自動的歩行運動を生成する．

b：大脳皮質から脳幹網様体への皮質脊髄路投射系が損傷されると，機能代償として皮質網様体路などを介した運動前野や補足運動野などの関与が増加する．

c：小脳や脳幹病変では，機能代償として前頭前野や補足運動野などの関与が増加する．
（文献17より）

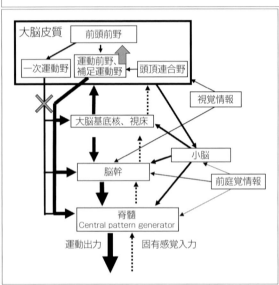
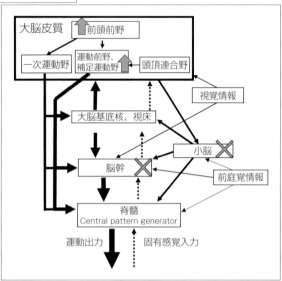

ビリテーション治療介入前後で両側補足運動野の活動上昇を認め，バランス能力改善と補足運動野活動の変化量との間に有意な相関を示した[19]．これらの結果より，脳卒中後のバランス能力の改善において補足運動野が関与する可能性が示唆された．さらに，脊髄小脳変性症患者は集中リハビリテーション治療で歩行や姿勢バランスが改善するが[20]，同様の揺動外乱課題において前頭前野の活動に加えてリハビリテーション治療前後で補足運動野の活動上昇がみられた．脳卒中や脊髄小脳変性症などの原因疾患にかかわらず，バランス能力の改善に補足運動野が関与していることが示唆される．

歩行機能回復の神経機構に基づいたリハビリテーション治療戦略

これらの神経活動変化がリハビリテーション治療の結果として生じているならば，歩行機能回復に重要な use-dependent plasticity を促進するには，練習量・練習法・練習環境の3要素を整えたうえで，課題指向型の歩行練習量を確保することが重要である．さらに練習量効果を高めるためのneuromodulationの手法が検討されている（**図3**）[7]．

1．課題指向型の歩行練習量の確保

課題指向型リハビリテーションでは，明確なゴール設定と進捗評価のもと，各患者に最適な難易度の課題練習が段階的に行われる．練習量の確

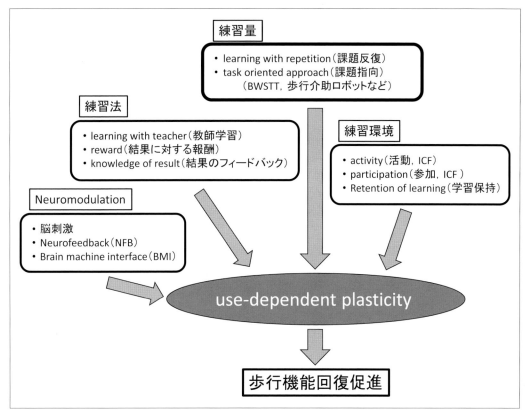

図 3. 歩行機能回復促進に必要な要素
練習量，練習法，練習環境を整え，患者個人の impairment・disability レベルの問題に対する明確なゴールを設定し，具体的な課題練習の量を確保することが重要である．

(文献 7 より)

保には，トレッドミルやロボットを用いた歩行練習などの方法論の有効性が検証されている．BWSTT では，脊髄の CPG を機能させて自動的な歩行運動を促進させる．トレッドミル速度・体重免荷の程度・下肢振り出しの介助方法などが有効性の規定因子として考えられ，課題の再現や段階的な難易度調整が可能である．重度の歩行障害に対しても，1 人の介助で歩行練習の機会を増やすことができる．多くは歩行速度を治療標的としているが，split-belt 型トレッドミルを用い，左右が異なる速度で歩行練習を行い，歩行の非対称性の改善を標的とした研究も試みられている．しかし，現時点では練習量をマッチさせた療法士による平地歩行練習と BWSTT との差は明らかでない[21]．最適な免荷量の検証や，歩行速度設定や歩行時間などの負荷量を個別に調整した研究などは今後の課題である．また，BWSTT を用いて適切な歩行パターンを形成するには，療法士による麻痺肢や体幹への介入が必要とされるが，この点を補うための歩行支援ロボットなどのリハビリテーション工学技術の発展が目覚ましい．介助方法が統一でき，厳密な有効性の検証が期待される．

2．同等の練習量での学習効率の向上

運動学習能力と ADL 改善には相関がみられる．同じ課題を同等の練習量で行っても，練習方法として，結果に対するフィードバックや報酬などの，運動学習と関連した要素によって学習効率を高められる可能性がある．脳卒中患者において，通常リハビリテーション治療後に，毎日 10 m 歩行を測定し，その場で歩行速度をフィードバックした群では，対照群と比べて歩行速度が 3 か月後に約 30％改善した[22]．

3．練習環境

歩行リハビリテーション練習は療法士によって行うという考えに固執すると，病棟や生活において歩行練習機会を逃すことになる．日常生活での

歩行練習機会を増やす環境設定が重要である.

4. Neuromodulation

練習量・練習方法・練習環境を整えたうえで,同等の練習量に対して,中枢神経系の興奮性や神経活動を調整し,さらに適応的な中枢神経の可塑性を誘導することで機能回復の促進をはかり,生物学的な限界を超える試みとして,neuromodulation手法がある.脳刺激や末梢神経刺激・薬剤・BMI(brain machine interface)・NFB(neurofeedback)などがあり,幹細胞などによる再生医療も広義の neuromodulation と考えられる.我々は,姿勢制御の改善と補足運動野の神経活動変化との因果関係を検証するため,fNIRSを用いたNFBシステム[23]を用い,健常者において補足運動野付近の脳活動を高める練習を行ったところ,対照よりも姿勢維持が良好であった[24].また,脳卒中や脊髄小脳変性症患者に対して,通常リハビリテーション治療に補足運動野を標的としたNFBと歩行の運動想像を併用したところ,歩行機能の改善促進が示唆された.ただし,これらの手法は神経活動を意図的に操作することになり,十分な倫理的配慮が必要である.

まとめ

神経機能画像法や神経生理学手法の進歩により,歩行機能回復に伴う神経活動変化が明らかとなってきたことは,リハビリテーション治療介入による歩行機能回復の基盤が use-dependent plasticity であることが強く示唆される.一方で,運動野やその下降路の大きな損傷後の歩行機能回復には臨床的に限界があることも事実である[25].これらの神経科学の知見から創造されたリハビリテーション治療方法論が発展することで,さらなる適応的な機能回復が促進され,歩行再建のトリガーとなり生物学的な限界を超える可能性があり期待される.

この総説で紹介した研究の一部は,AMED(16he0402255h0003,JP15652696,JP15652958),

NICT 委託研究(1870104),JSPS(JP16717091)の助成を受けた.

文 献

1) Armstrong DM：The supraspinal control of mammalian locomotion. *J Physiol*, **405**：1-37, 1988.

2) Miyai I, et al：Cortical mapping of gait in humans：a near-infrared spectroscopic topography study. *Neuroimage*, **14**：1186-1192, 2001.

3) Suzuki M, et al：Activities in the frontal cortex and gait performance are modulated by preparation. An fNIRS study. *Neuroimage*, **39**：600-607, 2008.

4) Suzuki M, et al：Prefrontal and premotor cortices are involved in adapting walking and running speed on the treadmill：an optical imaging study. *Neuroimage*, **23**：1020-1026, 2004.

5) Miyai I, et al：Premotor cortex is involved in restoration of gait in stroke. *Ann Neurol*, **52**：188-194, 2002.

6) Miyai I, et al：Longitudinal optical imaging study for locomotor recovery after stroke. *Stroke*, **34**：2866-2870, 2003.

7) 宮井一郎：脳卒中後の機能回復の神経機構.脳卒中の神経リハビリテーション 新しいロジックと実践.宮井一郎(編), pp.2-29, 中外医学社, 2017.
Summary 神経リハビリテーションの基盤となる知識や考え方が網羅されている.

8) Mihara M, et al：Sustained prefrontal activation during ataxic gait：a compensatory mechanism for ataxic stroke? *Neuroimage*, **37**：1338-1345, 2007.

9) Hanakawa T, et al：Enhanced lateral premotor activity during paradoxical gait in Parkinson's disease. *Ann Neurol*, **45**：329-336, 1999.

10) Miyai I, et al：Long-term effect of body weight-supported treadmill training in Parkinson's disease：a randomized controlled trial. *Arch Phys Med Rehabil*, **83**：1370-1373, 2002.

11) Cramer SC, et al：Brain motor system function after chronic, complete spinal cord injury. *Brain*, **128**(Pt12), 2941-2950, 2005.

12) Dietz V, et al. Locomotor activity in spinal man：

significance of afferent input from joint and load receptors. *Brain*, **125** : 2626-2634, 2002.

13) Sasada S, et al : Volitional walking via upper limb muscle-controlled stimulation of the lumbar locomotor center in man. *J Neurosci*, **34** : 11131-11142, 2014.

14) Angeli CA, et al : Recovery of Over-Ground Walking after Chronic Motor Complete Spinal Cord Injury. *N Engl J Med*, **379** : 1244-1250, 2018.

15) Nishimura Y, et al : Restoration of upper limb movement via artificial corticospinal and muscu-lospinal connections in a monkey with spinal cord injury. *Front Neural Circuits*, **7** : 57, 2013.

16) Mihara M, et al : Role of the prefrontal cortex in human balance control. *Neuroimage*, **43** : 329-336, 2008.

17) Mihara M, Miyai I : Applications of Near Infra-red Spectroscopy in Neurorehabilitation. Infra-red Spectroscopy- Life and Biomedical Sciences, ed by Theophanides Theophile, pp. 41-56, InTech, 2012.

18) Mihara M, et al : Cortical control of postural balance in patients with hemiplegic stroke. *Neuroreport*, **23** : 314-319, 2012.

19) Fujimoto H, et al : Cortical changes underlying balance recovery in patients with hemiplegic. *Neuroimage*, **85** : 547-554, 2014.

20) Miyai I, et al : Cerebellar ataxia rehabilitation trial in degenerative cerebellar diseases. *Neurorehabil Neural Repair*, **26** : 515-522, 2012.

21) Duncan PW, et al : Body-weight-supported treadmill rehabilitation after stroke. *N Engl J Med*, **364** : 2026-2036, 2011.

22) Dobkin BH, et al : International randornized clinical trial, stroke inpatient rehabilitation with reinforcement of walking speed (SIRROWS) , improves outcomes. *Neurorehabil Neural Repair*, **24** : 235-242, 2010.

23) Mihara M, et al : Near-infrared spectroscopy-mediated neurofeedback enhances efficacy of motor imagery-based training in poststroke victims : a pilot study. *Stroke*, **44** : 1091-1098, 2013.

24) Fujimoto H, et al : Neurofeedback-induced facilitation of the supplementary motor area affects postural stability. *Neurophotonics*, **4** : 045003, 2017.

25) Smith MC, et al : Proportional Recovery From Lower Limb Motor Impairment After Stroke. *Stroke*, **48** : 1400-1403, 2017.

特集／歩きと姿勢を科学する

歩行の力学と倒立振子

大畑光司*

Abstract 歩行運動が形成する倒立振子様の運動は，力学的エネルギーの円滑な変換により，効率的な移動を実現する．この振り子の動きを制御するためには，初期接地前後で生じる制動力（braking force）と推進力（propulsion force）が重要な役割を担う．特に推進力の低下は脳卒中後の片麻痺患者でみられる非対称な歩行や高齢者における歩行速度低下と関連し，歩行トレーニングによる推進力の向上が機能回復には重要である．また，片麻痺歩行において，歩行速度は全体的な推進力の大きさに影響されるが，重症者ほど麻痺側推進力の割合が低下し，非麻痺側推進力への依存が大きくなる．さらに快適速度から最大歩行速度への即時的な速度の変化に寄与するのは，非麻痺側推進力の変化であるとされる．障害の重症度に関連するのが麻痺側推進力であることから，単に歩行速度を改善するだけでなく麻痺側推進力を増加させるトレーニングが必要である．

Key words 倒立振子（inverted pendulum），制動力（braking force），推進力（propulsion force）

はじめに

歩行運動は効率的でエネルギーロスの少ない移動手段であり，その機能の回復はリハビリテーションにおける重要な目標の1つである．この歩行運動の力学的メカニズムとして，「倒立振子モデル」が知られている．本稿では倒立振子のアナロジーについての解説を行ったのち，その倒立振子を制御する力とその臨床的含意についてまとめてみたい．

倒立振子のアナロジー（図1）

倒立振子のアナロジー[1)2)]とは，歩行時に行われる力学的エネルギーの変換の様子を表している．倒立振子とは逆さになった振り子を意味しており，その重りの位置が低いときには速度が大きく，位置が高いときに速度が小さくなるような状態を表す．運動エネルギーは重心の持つ速度の二乗に比例し，位置エネルギーは位置に比例するため，倒立振子では位置エネルギーが低いときには運動エネルギーが大きく，位置エネルギーが高くなると運動エネルギーが小さくなる．このため総和としての力学的エネルギーが一定に保たれることになる．

二足歩行における重心移動は左右の立脚期ごとに「倒立振子」に類似した運動を形成する．片側の下肢が接地する瞬間（初期接地）に重心の移動速度は最も速く，位置は最も低くなる．その後，速度の減速と位置の上昇が同時に起こり，減速による運動エネルギーの減少は位置エネルギーに変換される．最上点に到達した後は，ここまでに得られた位置エネルギーによって運動エネルギーが形成される．したがって，立脚期には倒立振子様の運動により力学的エネルギーが保持されている．

---

* Koji OHATA, 〒606-8507 京都府京都市左京区聖護院川原町53 京都大学大学院医学研究科人間健康科学系専攻，講師

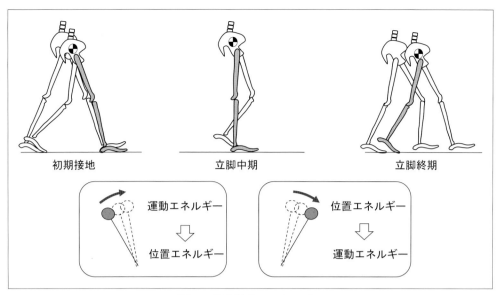

図 1. 倒立振子のアナロジー

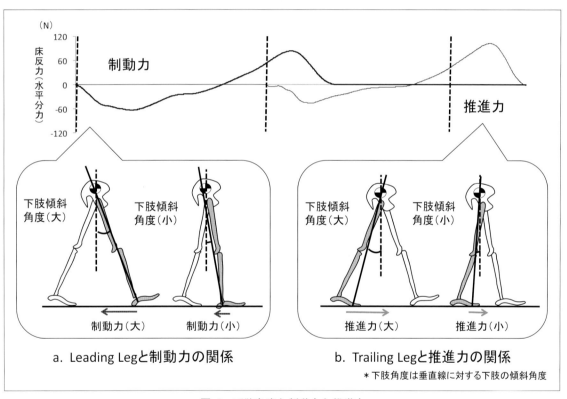

図 2. 下肢角度と制動力と推進力

倒立振子を形成する力（図2）

しかし，周知のように歩行時には一定のエネルギー消費が行われる．つまり，実際には力学的エネルギーが完全に保存されているわけではない．この大きな理由は，下肢の着地衝撃による減速である．身体重心より前方に位置する下肢（leading leg；LL）が着地する瞬間に床反力が重心の減速に作用する．その結果，身体が持つ運動エネルギーを散逸し，力学的エネルギーが失われる．このような接地に伴って生じる減速方向の床反力水平分力は制動力（braking force）と呼ばれる．

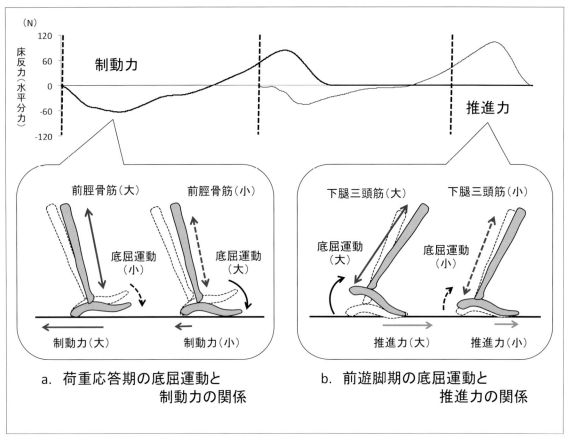

図 3. 足関節運動と制動力と推進力

制動力が加わる中で歩行運動を継続して行うためには，減少した運動エネルギーを補う必要がある．運動エネルギーの補填に必要な進行方向への加速は，後方に位置する下肢(trailing leg；TL)により形成される．進行方向に向かって生じる加速方向の床反力水平分力を推進力(propulsion force)という．以上のように，倒立振子を適切に制御するためには制動力や推進力のような運動力学的なパラメーターの制御が重要となる．

制動力および推進力の構成因子

それでは床反力の水平方向分力はどのような運動学的特性に関係するのであろうか．最も大きな影響を与えている特性として，図2に示すように床反力作用点と股関節を結んだ線の傾斜角度が挙げられる．LLにおけるこの角度が大きいと，制動力が大きくなり(図2-a)，TLにおける角度が大きいと，推進力が大きくなる(図2-b)．実際にTLにおけるこの角度は trailing limb angle(TLA)と呼ばれ，推進力と強く関連することが知られている[3]．

一方，直接的に床に接地する部位である足関節の動きも床反力水平成分に影響を与える．例えばLLの制動力が生じている時期には底屈運動が観察される．この時期の底屈運動に対して，前脛骨筋は遠心性収縮を行っており，この大きさが制動力に影響する(図3-a)．一方，推進力が生じている時期には足関節は求心性に底屈運動を行う．この作用は推進力(図3-b)に直接的な影響を与える[3]．つまり，制動力や推進力は股関節と床反力作用点を結んだ線の傾斜角度と足関節が行う正負の仕事により調整される．

片麻痺歩行における麻痺側と非麻痺側

脳卒中後片麻痺患者においては，快適歩行速度が重要な機能指標であり，日常生活機能と関連が深い．この歩行速度を増加させるためには，全体としての推進力を増加させる必要があるが，麻痺

側と非麻痺側のどちらの推進力を増加させるべきかについては議論がある.

事実,片麻痺患者において,歩行速度と麻痺側の推進力との間に相関は認められるが[4],十分な歩行速度を持っている者でも麻痺側の推進力がかなり減少しているケースが多いとされる.一方で中等度から重症な患者では,歩行速度と非麻痺側の推進力に相関関係がみられることがよく知られている[4].つまり,片麻痺患者では非麻痺側による代償が歩行速度に大きく影響を及ぼしていることを示唆している.全体の推進力に占める割合は,重症者ほど麻痺側で減少し,非麻痺側で増加する[4].また,快適歩行から随意的に歩行速度を速くした場合,主に増加するのは非麻痺側の推進力であるとする報告もある[5][6].したがって,快適歩行から最大歩行速度への変化のような一過性の変化は主に非麻痺側の推進力により調整されていると考えられる.

一方,麻痺側の推進力は,左右の歩幅の対称性(step length asymmetry:SLA)に影響を与える[7][8].このSLAは歩行機能指標[9]と密接に関連することから,麻痺側の推進力は障害重症度や歩行機能障害による歩行速度低下との関連性が高いといえる.また,歩行トレーニングの後では麻痺側の推進力が歩行速度の調整に果たす役割が増加するとされ[5],この点を踏まえて考えると,一過性の歩行速度の変化ではなく,障害の重症度の改善により歩行速度を向上させようと考えた場合には麻痺側の推進力を増加させる戦略が重要となるだろう.

片麻痺歩行に対する装具の効果

さらに脳卒中後片麻痺者においては,装具使用により様々な変化がみられることが知られている.例えば,歩行速度や麻痺側への体重の負荷,バランス能力など様々な機能が改善することが知られている[10].装具使用に伴う生体力学的な変化としては特に足関節の運動学的,運動力学的変化が顕著である[11].特に着地時の足関節の背屈方向への運動に影響し,膝関節の屈曲運動を強める.

このため短下肢装具(AFO)においては,床反力の制動力が変化するが,推進力には変化がないとされている[12].

一方で,同じAFOでも異なる継手ではその効果が異なる.例えば,底屈制限し背屈は遊動とするタイプ(Planterflexion Stopなど:AFO-PS)では,継手を用いずに足関節角度を固定したタイプ(Rigidなど:RAFO)と比較して,立脚期の足関節最大背屈角度や足関節底屈モーメントが大きくなる[13].このことから,AFO-PSでは下肢傾斜角度の増大や底屈モーメントの増加を生じさせ,推進力が増加する可能性はあるが,一致した見解には至っていない.今後,麻痺側推進力をより高めることができる装具の開発が求められる.

高齢者における歩行と proopulsion force

高齢者の歩行速度低下は,入院リスク・介護リスク[14],さらに認知症の発症リスク[15]と関連するとされ,死亡率[16]にも関連する重要な指標であるとされる.一般に何らかの有害事象が生じた後で歩行速度が低下すると考えられることが多かったが,近年では何らかの疾患の発病に先立って歩行速度の低下が生じることが示唆されている[14].

一方,高齢者の歩行においても床反力において特徴的な変化が生じることが知られている.一般的に高齢者では両脚立脚期が時間的に増加し[17],遊脚初期のクリアランスが変動する[18].これらの結果は両脚支持期が遷延し,特にTLの直後に変動性が高くなることを示唆しており,高齢者においても推進力が問題となっていることを示唆している.事実,高齢者の垂直分力の第一ピークや制動力には変化がないが,第二ピークや推進力が減少するとされる[19].つまり,高齢者に生じる歩行の問題が推進力の低下と関連する可能性があると考えられる.

ただし,歩行速度が同じであれば,高齢者のTLAは若年者との間で明確な違いが認められないとする報告もあり[20],高齢者では主に足関節モーメントの差が影響しているのかもしれない.

歩行の再学習と倒立振子

歩行に何らかの障害を抱え，歩行速度低下など
の問題が生じた場合，倒立振子の運動に変化が生
じている可能性がある．倒立振子様の運動に問題
があるとするならば，その運動を調整する意味を
持つ両脚立脚期の床反力水平分力（制動力および
推進力）を改善する必要がある．そのためには制
動力については接地の瞬間の股関節の屈曲角度や
足関節背屈モーメント，推進力については股関節
の伸展角度や足関節の底屈モーメントに着目して
評価することが有用となるだろう．臨床的な歩行
観察においては多くの観察点が指摘されている
が，歩行の力学的背景について考えることが異常
歩行の歩容の矯正を計画する際に重要となると考
えられる．

文　献

1) Cavagna GA, et al：External work in walking. *J Appl Physiol*, **18**：1-9, 1963.

2) Kuo AD：The six determinants of gait and the inverted pendulum analogy：A dynamic walking perspective. *Hum Mov Sci*, **26**(4)：617-656, 2007.

3) Hsiao H, et al：Mechanisms to increase propulsive force for individuals poststroke. *J Neuroeng Rehabil*, **12**：40, 2015.

4) Bowden MG, et al：Anterior-posterior ground reaction forces as a measure of paretic leg contribution in hemiparetic walking. *Stroke*, **37**(3)：872-876, 2006.

5) Hsiao H, et al：Contribution of Paretic and Non-paretic Limb Peak Propulsive Forces to Changes in Walking Speed in Individuals Post-stroke. *Neurorehabil Neural Repair*, **30**(8)：743-752, 2016.

6) Beaman CB, et al：Differences in self-selected and fastest-comfortable walking in post-stroke hemiparetic persons. *Gait Posture*, **31**(3)：311-316, 2010.

7) Balasubramanian CK, et al：Relationship between step length asymmetry and walking performance in subjects with chronic hemiparesis. *Arch Phys Med Rehabil*, **88**(1)：43-49, 2007.

8) Allen JL, et al：Step length asymmetry is representative of compensatory mechanisms used in post-stroke hemiparetic walking. *Gait Posture*, **33**(4)：538-543, 2011.

9) Roelker SA, et al：Paretic propulsion as a measure of walking performance and functional motor recovery post-stroke：A review. *Gait Posture*, **68**：6-14, 2018.

10) Tyson SF, Kent RM：Effects of an ankle-foot orthosis on balance and walking after stroke：a systematic review and pooled meta-analysis. *Arch Phys Med Rehabil*, **94**(7)：1377-1385, 2013.

11) Tyson SF, et al：A systematic review and meta-analysis of the effect of an ankle-foot orthosis on gait biomechanics after stroke. *Clin Rehabil*, **27**(10)：879-891, 2013.

12) Nolan KJ, Yarossi M：Preservation of the first rocker is related to increases in gait speed in individuals with hemiplegia and AFO. *Clin Biomech*(Bristol, Avon). **26**(6)：655-660, 2011.

13) Mulroy SJ, et al：Effect of AFO design on walking after stroke：impact of ankle plantar flexion contracture. *Prosthet Orthot Int*, **34**(3)：277-292, 2010.

14) Montero-Odasso M, et al：Gait velocity as a single predictor of adverse events in healthy seniors aged 75 years and older. *J Gerontol A Biol Sci Med Sci*, **60**(10)：1304-1309, 2005.

15) Marquis S, et al：Independent predictors of cognitive decline in healthy elderly persons. *Arch Neurol*, **59**(4)：601-606, 2002.

16) Stanaway FF, et al：How fast does the Grim Reaper walk? Receiver operating characteristics curve analysis in healthy men aged 70 and over. *BMJ*, **343**：d7679, 2011.

17) Winter DA, et al：Biomechanical walking pattern changes in the fit and healthy elderly. *Phys Ther*, **70**(6)：340-347, 1990.

18) Qiao M, et al：Aging effects on leg joint variability during walking with balance perturbations. *Gait Posture*, **62**：27-33, 2018.

19) Boyer KA, et al：Systematic review and meta-analysis of gait mechanics in young and older adults. *Exp Gerontol*, **95**：63-70, 2017.

20) Wu Y, et al：Kinematic characteristics of gait in middle-aged adults during level walking. *Conf Proc IEEE Eng Med Biol Soc*, **2014**：6915-6918, 2014.

特集／歩きと姿勢を科学する

脳卒中片麻痺患者の歩行解析

脇田正徳*

Abstract 脳卒中片麻痺患者の歩行評価では，歩行障害を多面的に捉え，介入すべき歩行問題を明確にすることから始まる．機器による歩行解析は，運動学的・運動力学的・神経生理学的に歩行制御を定量化することができるため，片麻痺患者の歩行障害の原因を特定するのに有益である．機器を用いた歩行解析により，効果的な治療課題の選択および効果判定が可能となるため，臨床において質の高い歩行再建アプローチの展開が期待できる．本稿では，脳卒中の歩行評価・歩行解析の意義について概説し，臨床で使用される頻度の高い歩行解析機器について解説する．

Key words 片麻痺歩行(hemiplegic gait)，歩行解析(gait analysis)，運動学的指標(kinematic parameter)，運動力学的指標(kinetic parameter)，筋電図(electromyography)

歩行評価の意義

脳卒中により生じる片麻痺歩行では，安全性・実用性・機能性の制限を大きく受けるため，詳細な評価に基づきリハビリテーションの戦略を立てる必要がある．歩行再建においては，転倒リスク(安全性)・生活空間(実用性)・エネルギー効率や代償による二次障害(機能性)などの問題を多面的に評価しながら，歩行の問題点を抽出し介入方法を決定する過程が重要となる．リハビリテーション医学による生活機能は，国際生活機能分類(International Classification of Functioning, Disability and Health；ICF)によって分類することが一般的である．Engら[1]は歩行問題に特化したICFモデルを作成しており(図1)，多面的に歩行機能を評価する必要性を提唱している．特に歩行能力(activities)においては，歩行速度だけでなく，持久力や方向転換，障害物またぎ，様々な床面での歩行状態を評価すべきである．

Fulkら[2]は，脳卒中片麻痺患者411名を対象に日常での歩数量から移動空間を4段階に分類し，移動レベルを予測できる指標について検討している．この研究では，6分間歩行距離, Fugl Meyer Assessment, Berg Balance Scaleを混合した指標が予測精度として最も高く，個別指標では6分間歩行距離が最も予測精度が高いとしている(表1, 2)．また，屋内か地域移動かを予測するカットオフ値は，6分間歩行距離が205 m，快適歩行速度が0.49 m/s，地域移動のなかで制限の有無を予測するカットオフ値は，6分間歩行距離が288 m，快適歩行速度が0.93 m/sと報告している．つまり，歩行能力を評価するうえで歩行持久力は特に重要な指標の1つと捉えるべきである．

歩行解析の意義

歩行評価の目的は，多面的に歩行機能を評価して障害像を把握し，介入が必要な歩行障害を特定することである．歩行障害が明らかになれば，そ

---

* Masanori WAKIDA，〒572-8551 大阪府寝屋川市香里本通町8-45 関西医科大学香里病院リハビリテーション科／関医デイケアセンター・香里，主任

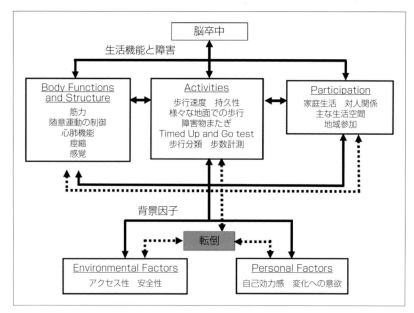

図1. ICFモデルに基づく歩行問題の分類

(文献1より改変)

表1. 屋内と地域移動レベルを予測する指標

予測因子	ROC統計 AUC	ROC統計 P値	カットオフ	感度(%)	特異度(%)	精度(%)
6分間歩行距離, Berg Balance Scale, Fugl Meyerの混合	0.836		6.81	70	85	76
6分間歩行距離(m)	0.819	0.04	205	71	79	74
Berg Balance Scale(点)	0.786	<0.001	48	66	77	71
Fugl Meyer(点)	0.747	<0.0001	27	61	77	67
快適歩行速度(m/s)	0.799	<0.001	0.49	87	61	76

(文献2より改変)

表2. 地域移動における制限の有無を予測する指標

予測因子	ROC統計 AUC	ROC統計 P値	カットオフ	感度(%)	特異度(%)	精度(%)
6分間歩行距離, Fugl Meyerの混合	0.795		7.54	70	75	75
6分間歩行距離(m)	0.759	0.09	288	68	77	75
Fugl Meyer(点)	0.733	0.01	27.6	85	54	60
快適歩行速度(m/s)	0.742	0.42	0.93	60	80	76

(文献2より改変)

の原因となる歩行制御の問題を特定し，治療内容を決定することが求められる．例えば，生活空間と深く関係する歩行持久性に低下を認める場合に，治療課題はどのように選択すれば良いのだろうか？また，脳卒中片麻痺患者に多いstiff knee gaitを認める場合，治療の焦点をどこに置くべきなのか？これらの臨床疑問を解決するためには，運動学的・運動力学的および神経生理学的な観点から歩行制御の問題点を検証することが必要になる．

Awadら[3]は慢性期の片麻痺者を対象に，6分間歩行距離と関連する歩行中の麻痺側下肢の運動学的，運動力学的指標(立脚期：床反力前方推進力と股関節伸展角度，遊脚期：膝関節最大屈曲角度と足関節最大背屈角度，左右対称性：歩幅と遊脚時

間）を検討している．43名の歩行データを横断的に検討した結果，上記の6つの歩行指標はすべて6分間歩行距離と有意に関連していたが，重回帰分析では床反力前方推進力と股関節伸展角度が有意な予測因子として抽出されている．また，29名を対象に12週間の歩行トレーニングを行い，各指標の変化量との関連についても縦断的に検討している．その結果，6分間歩行距離の変化量と有意な相関を認めたのは，麻痺側推進力の変化量であったと報告している．これらの結果は，慢性期脳卒中患者の歩行持久力を向上するためには，麻痺側立脚後期に焦点を当てた課題特異的トレーニングが重要なポイントになることを示唆している．

　Stiff knee gait も脳卒中患者で多く認められる歩行障害の1つである．stiff knee gaitでは遊脚期に膝関節屈曲の制限を認めるため，下肢クリアランスの低下による転倒リスク，エネルギー効率の低下を招くことになる[4]．stiff knee gait の要因には，遊脚期の大腿四頭筋の過緊張に加え，toe off 時における膝関節屈曲速度の低下が考えられている[5]．また，屈曲速度が低下する要因としては，足関節底屈による push off の減少[6]・股関節屈曲による pull off の減少[7]が挙げられる．stiff knee gait を呈する症例であっても，その原因が単一ではないため，要因を特定するためには動作解析装置を用いて関節運動や関節モーメント，パワーを定量的に評価することが有用と考えられる．また，歩行時の筋活動については，表面筋電計により各筋の活動量やタイミング，パターンを検証することが可能である．

　上記の例のように，歩行障害の原因を特定し治療へと誘導するためには，歩行制御の詳細な解析が欠かせない．定量的評価は治療効果を判定し介入方法を再検討する点でも有効である．次項では，リハビリテーションの臨床で使用されることの多い歩行解析機器について紹介する．

歩行解析機器

1．運動学的解析

　片麻痺歩行の重要な歩行指標の1つに歩行速度がある．歩行速度はストップウォッチを使用して，10 m 歩行路の所要時間を測定することで簡便に算出することができる．歩行路の所要歩数からストライド長を算出することもできるが，非対称性が特徴となる片麻痺歩行では，左右の歩幅を個別に計測することが望ましい．臨床で歩幅を簡便に計測できる機器に，シート式下肢加重計がある．この機器では，歩行速度・立脚時間・遊脚時間・両脚支持時間などの時間的指標，歩幅・歩隔・歩行角などの空間的指標を測定することができる．各指標の対称性や，標準偏差から変動性についても評価が可能である．

　歩幅の形成には，対側立脚肢の推進力により体幹を前進することが必要である[8]．脳卒中片麻痺患者の多くは歩幅の非対称性を認めており，歩幅の非対称性は下肢推進力の非対称性と麻痺側運動麻痺の程度と関連することが報告されている[9]．脳卒中患者の多くは麻痺側推進力が低下しており，非麻痺側下肢での推進力に代償的に依存するため，麻痺側の歩幅が大きく，非麻痺側の歩幅が小さくなる傾向にある．一方，臨床では麻痺側歩幅が小さい症例も観察される．Allen ら[10]は麻痺側歩幅が低下する要因として，麻痺側足関節底屈筋および股関節屈曲筋の出力低下による遊脚時間の減少を挙げている．また，片麻痺歩行の時間的特徴では，麻痺側支持性の低下により単脚支持期の短縮，前遊脚期での荷重受け継ぎが困難となり両脚支持期の延長を認めやすい．

2．運動力学的解析

　片麻痺歩行では，代償動作や筋緊張の亢進によりエネルギーコストが増大することが知られており，関節運動や多関節での協調性を詳細に評価するためには，3次元動作解析装置が有用である．身体に貼付した反射マーカーの軌跡を固定カメラにより追跡し，体節リンクモデルを用いて各関節

表 3. 歩行制御において確認するポイント

倒立振子(inverted pendulum)	
時期：単脚支持期　　役割：運動エネルギーと位置エネルギーの変換	
運動学的指標	運動力学的指標
重心(骨盤)の鉛直運動，前進運動，初速 　股関節伸展運動 　膝関節の崩れの有無 　足関節運動(ankle rocker)	股関節：前半の伸展モーメント，後半の屈曲モーメント 　　　　　外転モーメント 　足関節：後半の底屈モーメント 　床反力鉛直成分(抜重)，前後成分(制動→推進)
荷重受け継ぎ(step-to-step transition)	
時期：両脚支持期　　役割：後方肢から前方肢への円滑な荷重移動	
運動学的指標	運動力学的指標
骨盤，体幹の直立性 [前方下肢] 　接地のタイミングと伸び上がりの有無 　股関節屈曲角度，膝関節伸展/屈曲角度 　足部の接地位置，歩行角 　踵接地の有無，heel rocker による重心の方向付け [後方下肢] 　股関節伸展角度 　膝関節伸展/屈曲角度 　足関節底屈(push off, タイミング)	[前方下肢] 　股関節：伸展モーメント 　足関節：背屈モーメント(遠心性収縮) 　床反力鉛直成分(第1ピーク, loading rate, heel strike 　　　　transient) 　床反力前後成分(制動) [後方下肢] 　股関節：屈曲モーメント 　足関節：底屈モーメント 　床反力鉛直成分(第2ピーク, unloading rate) 　床反力前後成分(推進)
遊脚振子(swing pendulum)	
時期：遊脚期　　役割：二重振子による遊脚肢の前方移動(クリアランス確保と次の立脚の準備)	
運動学的指標	運動力学的指標
股関節屈曲運動(pull off) 　膝関節屈曲→伸展運動，toe off 時の屈曲速度 　足関節背屈運動	股関節：前半の屈曲モーメント，後半の伸展モーメント

モーメントは，内的関節モーメントで記載．

運動を定量的に解析する．さらに，床反力計を用いて身体に加わる力を定量化することで，各関節のモーメントとパワー(関節モーメントと角速度との積)を算出できる．臨床では観察による歩行分析が一般的に行われるが，我々が観察する運動は身体が重力や床反力・慣性力を制御した結果として生じる現象であるため，運動の本質である力学的情報を定量化・可視化できる意義は大きい．

健常歩行では，単脚支持期の倒立振子モデル(inverted pendulum)に基づく制御，両脚支持期での円滑な荷重受け継ぎ(step-to-step transition)により，エネルギー効率の良い歩行が達成される[11]．また，遊脚期では二重振子による遊脚振子モデル(swing pendulum)に基づいて制御され[11]，push off および pull off によって膝関節が屈曲することでクリアランスを確保し，その後に下肢伸展運動が生じて続く立脚の衝撃吸収の準備を行う．歩行解析ではこれらの3つの重要な歩行制御に着目して各指標を検討するのが良いと考えられる．脳卒中患者の歩行において着目すべき歩行指標のポイントを**表3**に示す．

一方，3次元動作解析装置における歩行解析の限界点は，各筋の制御方法については不明な点が挙げられる．例えば，立脚後期に底屈モーメントを認める場合，健常では下腿三頭筋によってモーメントを発生しているが，脳卒中患者では前脛骨筋との同時収縮を認める例や，装具の可撓性によって制御しており下腿三頭筋には収縮を認めない例もある．これらのケースでは制御方法が異なるため，運動機能に合わせて症例ごとにアプローチ内容の検討が必要である．この問題を解決するためには，歩行筋電図解析により各筋での制御方法を検証するのが有効である．

3．表面筋電図解析

歩行筋電図では，歩行中の各筋の筋電位量を計測することで，活動の有無，強さ，タイミング，

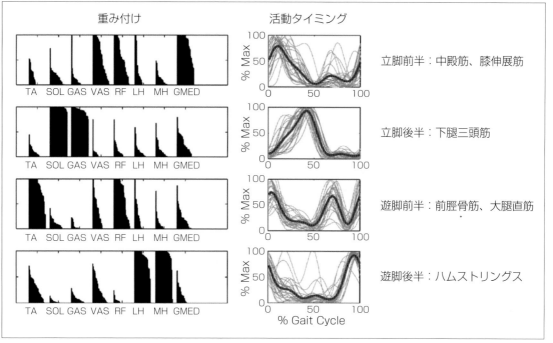

図 2. 非負値行列因子分解(NNMF)により同定される健常者の歩行モジュール
TA：前脛骨筋，SOL：ヒラメ筋，GAS：腓腹筋，VAS：膝広筋群，RF：大腿直筋，LH：外側ハムストリングス，MH：内側ハムストリングス，GMED：中殿筋

(文献 14 より改変)

パターンを解析し，筋制御の適切さを判断することができる．片麻痺歩行は中枢神経系の運動制御の障害が原因であるため，歩行筋電図で中枢神経系の振る舞いを検討できる意義は大きい．歩行問題点の抽出や効果判定に加え，測定課題ごとに筋活動パターンを比較することで，麻痺側下肢の機能的回復を目指した治療課題の選択，装具などの検討にも役立てられる．

歩行筋電図の解析は，歩容や運動学的・運動力学的データと比較しながら行うべきである．その理由は，得られた筋電図データだけでは，筋活動が異常な運動の原因なのか，または異常な運動の結果として生じているのかは不明であり，両者の違いにより介入方法も異なるからである．例えば，立脚前半にハムストリングスの筋活動を認めた場合に，体幹の前傾運動が生じているケースがある．このケースでは，体幹の前傾を制御するために股関節伸展筋が活動しており，股関節伸展に伴う体幹の前進運動ではないため健常歩行の制御とは異なることに注意が必要である．

表面筋電図を用いて縦断的な検討や症例ごとの比較を行う際には，時間および活動量の正規化が必要である．時間的正規化は一歩行周期で行うのが一般的であり，歩行周期を同定するためにフットスイッチや3軸加速度計を同期させて使用する．活動量の正規化は，測定筋の最大等尺性収縮や一歩行周期あたりの平均筋活動量で行うのが一般的である．脳卒中片麻痺歩行の特徴の1つに大腿や下腿筋群の同時収縮があり，co-contraction index[12]やk-means法によるクラスタリング解析[13]によって定量化できる．また，近年では非負値行列因子分解(non-negative matrix factorization；NNMF)によって歩行モジュールを同定し，筋シナジーとして解析する手法も試みられている．モジュールは重み付けと時間パターンの2つの要素で構成され，活動量の異なる重み付けで構成されたモジュールが歩行周期においてどのようなパターンで活動しているかを抽出する方法である．先行研究では，健常歩行において4つのモジュールが同定されている[14](図2)．脳卒中患者の歩行では，健常者の歩行モジュールが結合(merging)することでモジュール数が減少し，そ

の数は歩行速度，歩幅や推進力の対称性と関連することが報告されている[15]．また，歩行トレーニングによってモジュールの構成が変化し，歩行パフォーマンスの改善につながる可能性が指摘されている[16]．脳卒中の歩行再建で目指すべきは，神経制御の改善により機能的な歩行パフォーマンスを再獲得することである．そのために，運動学的・運動力学的な視点から課題特異的トレーニングを反復し，歩行中の運動制御能力を最適化して神経可塑性を促すことが重要となる．Tingら[17]はこれらの概念を "Neuromechanics" として提唱しており，神経学的(neuro)および生体力学的(mechanics)な指標に基づいて歩行トレーニングを展開することを推奨している．筋電図は歩行の神経学的側面を評価する有益なツールであるため，歩行再建のエビデンスを確立するうえで重要な指標になると思われる．

さいごに

本稿では，脳卒中片麻痺患者における歩行評価の意義および機器を用いた歩行解析について解説した．脳卒中の歩行リハビリテーションでは，装具療法，ロボティクス，ボツリヌス毒素療法，ニューロモデュレーションなど種々の治療法があり，エビデンスの蓄積が求められている．評価に基づき最適な治療法を選択し，効果検証を進めていくために，定量的な歩行解析を標準化していくことが重要である．

文 献

1) Eng JJ, Tang PF：Gait training strategies to optimize walking ability in people with stroke：a synthesis of the evidence. *Expert Rev Neurother*, **7**：1417-1436, 2007.

2) Fulk GD, et al：Predicting Home and Community Walking Activity Poststroke. *Stroke*, **48**：406-411, 2017.
   Summary 脳卒中患者の歩行移動空間を予測する指標について統計学的に検証した研究．

3) Awad LN, et al：Paretic Propulsion and Trailing Limb Angle Are Key Determinants of Long-Distance Walking Function After Stroke. *Neurorehabil Neural Repair*, **29**：499-508, 2015.

4) Lewek MD, et al：The influence of mechanically and physiologically imposed stiff-knee gait patterns on the energy cost of walking. *Arch Phys Med Rehabil*, **93**：123-128, 2012.

5) Goldberg SR, et al：The importance of swing-phase initial conditions in stiff-knee gait. *J Biomech*, **36**：1111-1116, 2003.

6) Campanini I, et al：A method to differentiate the causes of stiff-knee gait in stroke patients. *Gait Posture*, **38**：165-169, 2013.

7) Goldberg SR, et al：Muscles that influence knee flexion velocity in double support：implications for stiff-knee gait. *J Biomech*, **37**：1189-1196, 2004.

8) Roerdink M, Beek PJ：Understanding inconsistent step-length asymmetries across hemiplegic stroke patients：impairments and compensatory gait. *Neurorehabil Neural Repair*, **25**：253-258, 2011.

9) Balasubramanian CK, et al：Relationship between step length asymmetry and walking performance in subjects with chronic hemiparesis. *Arch Phys Med Rehabil*, **88**：43-49, 2007.

10) Allen JL, et al：Step length asymmetry is representative of compensatory mechanisms used in post-stroke hemiparetic walking. *Gait Posture*, **33**：538-543, 2011.

11) Kuo AD：The six determinants of gait and the inverted pendulum analogy：A dynamic walking perspective. *Hum Mov Sci*, **26**：617-656, 2007.
    Summary 動的歩行モデルに基づき，健常歩行のバイオメカニクスを詳細に解説した総説論文．

12) Falconer K, Winter DA：Quantitative assessment of cocontractionat the ankle joint during walking. *Electromyogr Clin Neurophysiol*, **25**：135-149, 1985.

13) Den Otter AR, et al：Gait recovery is not associated with changes in the temporal patterning of muscle activity during treadmill walking in patients with post-stroke hemiparesis. *Clin Neurophysiol*, **117**：4-15, 2006.

14) Neptune RR, et al：Modular control of human walking：a simulation study. *J Biomech*, **42**：1282-1287, 2009.

15) Clark DJ, et al：Merging of healthy motor modules predicts reduced locomotor performance and muscle coordination complexity post-stroke. *J Neurophysiol*, **103**：844-857, 2010.

16) Routson RL, et al：The influence of locomotor rehabilitation on module quality and post-stroke hemiparetic walking performance. *Gait Posture*, **38**：511-517, 2013.

17) Ting LH, et al：Neuromechanical principles underlying movement modularity and their implications for rehabilitation. *Neuron*, **86**：38-54, 2015.
Summary 運動モジュールに基づいて身体運動の神経学的, 生体力学的な原理について解説した論文.

特集／歩きと姿勢を科学する

脊髄疾患の歩行の特徴
―歩行分析の結果から

和田　太*

Abstract　脊髄疾患では，障害髄節以下で生じる運動や感覚の麻痺により歩行障害をきたす．筋力の低下に加えて，筋の協調性の低下，バランスの障害，痙縮の発生が歩行の状態に大きく影響する．脊髄疾患においても歩行の再建は，リハビリテーションの重要な目標の1つである．脊髄疾患のなかでも，不全脊髄損傷と頚髄症性脊髄症の歩行について歩行分析を通じてこれまで明らかになっていることを中心に概説する．脊髄損傷では歩行速度の低下，歩幅の短縮や両脚支持の増加を生じるが，運動学的には痙性歩行の特徴が表れ，遊脚期の矢状面での股や膝の動きが低下し，立脚期の足関節の蹴り出しが効かない．これらの異常パターンは体重免荷式トレッドミルトレーニングや水中歩行で正常に近づくことがわかっている．また頚椎症性脊髄症でも初期では，遊脚期では膝の屈曲が減少し，立脚終期で足底屈が減り，荷重応答では膝の屈曲が低下する運動学的な変化が表れる．手術で歩行は改善するが主に変化するのは運動力学的データである．

Key words　脊髄損傷(spinal cord injury)，歩行(gait)，歩行分析(gait analysis)

はじめに

　脊髄障害では運動・感覚障害，自律神経障害を伴い，多くの場合歩行障害をきたす．歩行の再建は，リハビリテーションの重要な目標の1つである．脊髄障害の歩行の特徴や成因を理解することは，歩行の再建のアプローチを決定するうえで有用である．

　歩行の状態を把握するには，一般に歩行分析が行われる．歩行分析には，目視やビデオなどを用い観察をベースに行うものと，3次元動作分析装置や床反力計・筋電計などの機器を用いて計測するものに大別される．3次元動作分析装置は，特に脳性麻痺の下肢の痙性の治療方針，なかでも手術方法を決定するうえで非常に大きな役割を果たしてきた実績がある[1]．脊髄疾患においても，その病態の解明，治療の効果判定にもこの手法を活用することを以前より期待されている[2]が，脳性麻痺や脳卒中に比べると活用が進んでいない．脊髄損傷者に対する機能的電気刺激に関する14例の研究のうち，歩行の評価に用いられた指標を調査した報告では，大部分が歩行速度を，半数以上で歩幅(step length)やケイデンス(cadence)など時間距離的因子を用い，運動学的因子などを検討した例は1例のみであった．

　本稿では，脊髄疾患の中でも，不全脊髄損傷と頚髄症性脊髄症の歩行について歩行分析を通じてこれまで明らかになっていることを中心に概説する．

脊髄損傷での歩行

　脊髄損傷では，障害された髄節レベル以下の運動・感覚障害による四肢体幹の麻痺により，多くが歩行障害を呈する．完全麻痺では，麻痺の回復

* Futoshi WADA, 〒162-8666　東京都新宿区河田町8-1　東京女子医科大学リハビリテーション科，准教授

が難しく，ASIA（American Spinal Injury Association）分類Aの患者の94%が退院時に神経学的回復を認めていない[3]．そのため歩行の再建には，残存機能の活用と下肢装具や歩行補助具での補助を行うことになる．装具などを用いた歩行再建は，短下肢装具で歩行が可能な例を除き，車椅子に比べ，歩行速度やエネルギー効率が低く，装具装着の困難さも加わり，日常生活ではあまり用いられていない．近年の装着型ロボット（HAL®，Rewalk™など）の登場により，この状況が変わることが期待されるが，コストの面など課題は山積みである．

一方，不全脊髄損傷は脊髄の損傷が不完全であり，一部の機能が回復する．ASIA分類Cでは76.4%，ASIA分類Dでは100%に神経学的回復がみられる[3]．治療方法やその体制の発展に伴い，近年，不全脊髄損傷の割合が世界的に増えつつある．さらに，国内でも脊髄損傷への再生医療の応用が始まり，今まで困難であった脊髄そのものの治療も可能になることが期待され，不全脊髄損傷での歩行再建のアプローチの確立は，重要性を増してきている．不全麻痺のなかでも中心性頚髄損傷は，上肢により重い運動感覚障害を生じ，歩行が可能なことが多い．保存的治療を行った中心性頚髄損傷者の歩行能力についてオーストラリアで行われた調査では，50歳未満は100%，50〜70歳までは69%，70歳を超えては40%が退院時に独歩可能となっている[4]．不全麻痺では，脊髄の障害の程度や部位によって様々な歩行となることが知られている．両側に障害が出ることが多いが，左右の障害のレベルや程度が同程度とは限らない．障害髄節以下で生じる筋力の低下に加えて，筋の協調性の低下，バランスの障害，痙縮の発生が歩行能力に大きく影響する．特に痙縮の強いものは，下肢全体が突っ張るいわゆる「痙性歩行（spastic gait）」を呈する．

脊髄損傷による歩行分析

不全脊髄損傷の歩行について運動学的理解のた

表1. 不全脊髄損傷の歩行の運動学的な特徴

	立脚期	遊脚期
股関節	外転位・伸展不足	屈曲減少
膝関節		屈曲減少
足関節		過剰な底屈

（文献9より筆者作成）

めに歩行分析の手法を用いた研究はまだあまり多くない．脊髄損傷者の歩行再建のための介入の効果の検討には，歩行速度，ケイデンス，歩幅などの時間距離因子や酸素摂取量などがその指標としてよく用いられている．不全脊髄損傷者の歩行の特徴としては[5]，歩行速度の低下・歩幅の短縮や両脚支持（double-limb support）の増加が報告されている[6][7]．この特徴は後述する頚椎症性脊髄症の歩行における時間距離的因子の特徴とも共通する．

観察的歩行分析の手法を用いて，不全脊髄損傷の歩行の運動学的な問題点を系統的に明らかにしたのはPerryらであった．Rancho Los Amigos式の歩行周期に基づいて歩行の異常を検討し，遊脚期に股関節や膝関節の屈曲減少することなどを報告している[8]．

2005年に行われた，不全脊髄損傷患者21名（Frankel分類D 20名）の観察的歩行分析では，ビデオを用いてRancho Los Amigos式の歩行周期に基づいて評価をしている[9]．この研究結果では，立脚期での股関節伸展の不足（76%），遊脚期での過剰な足底屈（76%），初期接地（IC）での股関節の外転，遊脚での股および膝屈曲の制限（股：52%，膝：71%）などが主な歩行障害の要素として指摘されている（**表1**）．

立脚中の股関節の伸展不足には，殿筋群の収縮不足や[10]腸腰筋の緊張の増加が関与している[11]．股関節の伸展が阻害されると，体幹を前方へ移動できなくなり，歩幅が減り，歩行速度も低下する．また，同側の踵離地（heel off）や対側の足の振り出しも影響する．

膝および股関節の屈曲不足には，主に大腿直筋と外側広筋が関係している[12]．遊脚中の足関節の過剰な底屈には，足部の固有知覚の低下や下腿三頭筋の緊張の増加が[13]関与している．この底屈が

生じると踵での接地が困難になるうえ，見かけ上の脚長が長くなるため，つま先のクリアランスが低下する．この足関節の過度な底屈に膝および股関節の屈曲不足が加わるとさらにクリアランスは悪くなる．脳卒中などと同様に，伸び上がり歩行など代償的な動きをとることが多い．

これらの歩行分析の検討で得られた知見は，機能的電気刺激（FES）でどの筋にアプローチするかに活用され，実際にFESの適応により歩行が改善された結果が得られている．

不全脊髄損傷者の歩行分析へ3次元歩行分析装置を用いた場合の信頼性について検討した報告によると，運動学的パラメーターの級内相関係数（intraclass correlation coefficients；ICC）は，股関節の回旋（0.64, 0.50）を除き0.83〜0.99であり，十分な信頼性があり，最小可検変化量（minimum detectable change）は4.7°以下であった．

12名の中心性頚髄損傷者と20名の健常者の歩行を3次元歩行分析で比較した研究ではそれぞれの快適速度および中心性頚髄損傷の速度に健常者が合わせた歩行を検討している[14]．快適歩行速度では，時間距離的因子において違いがみられるが，歩行速度を合わせるとその差はほとんどみられなかった．一方，運動学的データでは歩行速度を合わせても両者には違いがみられている．中心性頚髄損傷者は，ICでの大きな股関節外転をとっていた．また，矢状面での膝や足の関節可動範囲は中心性頚髄損傷者で大きく，いわゆるstiff legの様相を呈している．このことは2013年に9名の不全脊髄損者と10名の健常者で行われた3次元歩行分析でも同様の結果が得られている[15]．また，立脚期やつま先離地（toe off）での最大の足関節底屈も中心性頚髄損傷で小さく，足部のロッカーがうまく機能していない．これは速度の低下の一因となっている．

不全脊髄損傷者では痙縮が歩行に対して大きく影響することは臨床的にはよく経験するが，この点について歩行分析を用いた検討は少ない．Krawetzら[16]は，27名のFrankel分類Dの歩行可能な脊髄損傷（頚髄損傷，胸髄損傷，腰髄損傷）と健常者10名のビデオテープによる矢状面の歩行分析を行い，歩行に影響を及ぼす因子を検討している．損傷レベルと痙縮が歩行に大きく影響したと報告している．本研究では，胸髄損傷が最も下肢の痙縮が強く，膝の可動範囲や膝の角速度が減少している．腰髄損傷では股関節の伸展筋力や角速度が低下していた．一方，頚髄損傷では健常者に近い動きをしていたが，歩行可能な頚髄損傷は，上肢の症状の重い中心性頚髄損傷が多いことが影響しているとしている[17]．

体重免荷式トレッドミルトレーニング（BWSTT）は脊髄損傷の歩行訓練に取り入れられ[18]，特に不全麻痺の治療の1つとして認知されている[19]．Abelら[20]は，脊髄損傷者7名（体重の40%以下免荷で歩くことができる）がBWSTTを受け，療法士の介助なしに10歩歩ければ，3次元歩行分析を行い，健常者10名と比較している．脊髄損傷者は，ハーネスなしでみられる股関節・膝関節・足関節の異常パターンは，ハーネスの使用により，完全ではないが健常者に近いパターンとなることを報告している．特に，股の伸展や膝の屈曲が改善される．このことは，ハーネスによる懸垂が効果的であることの裏付けとなる．唯一，足の拘縮のある例だけ，異常なパターンが残存していて関節可動域の維持が重要であることを示している．また，国内では最近，脊髄損傷の歩行訓練で水治療を行うことは稀となったが，この水治療により歩行速度や運動機能が改善することが報告されている[21]．10名の健常者と9名の不全脊髄損傷者（ASIA impairment scale；AISのCまたはD）の剣状突起レベルの深さの水中での歩行をマーカー貼布でのビデオ撮影で動作分析を行っている．この両者の研究の結果は，体幹の支えにより歩行パターンが正常化することを示唆している．

頚椎症性頚髄症の歩行障害

頚椎症性頚髄症（cervical myelopathy，以下，頚髄症）は，脊柱管が狭小である状態に脊椎や椎

間板の退行性変性により脊髄が圧迫され(静的因子),さらに,頚椎の不安定性などによる脊髄への軽微な外傷(動的因子)が加わり,脊髄の神経症状をきたす.両手のしびれと歩行障害から始まることが多く[22],進行すると手の巧緻運動障害,排尿障害を伴うようになる.歩行障害は,下肢の筋力低下によるものより,歩行時のふらつきによるものが臨床的には多いとされている[23].

頚髄症における歩行の性状について,3次元歩行分析を用いた研究はまだ多くない.その信頼性を検討した報告によると,歩行速度やステップ長などの時間空間的パラメーターのICCは0.9を越え,運動学的パラメーターのICCは0.65~0.95であり,臨床での評価に十分利用できると結論している[24].

頚髄症と健常者と比較した歩行分析の研究では,頚髄症の歩行には,特徴的な所見がみられている[25)~28)].時間距離的な因子では,ケイデンス,歩長(stride length),歩幅がいずれも低下していて,歩行速度も遅くなっている.ステップ時間やstride時間の増加,単脚支持時間が短くなり,歩隔が広がる.単脚支持時間の短縮や歩隔の増大は,バランス低下を代償していると考えられる.症状がない段階でも,すでに健常者に比べ歩長・歩隔や足向角(step angle)が大きくなっていることも指摘されている[29].

また,歩容では膝関節と足関節の動きが特徴的なものとなる(**表2**)[30].病気の初期には,遊脚期では膝の屈曲が減少し,立脚終期で足底屈が減り,荷重応答(loading response)では膝の屈曲が低下することが報告されている.これは膝を曲げずに歩き,立脚終期には足の蹴り出しが効いていないことを示している.

筋電図上では大腿直筋および前脛骨筋の長い活動,大腿二頭筋と大腿直筋の同時収縮がみられている[31].下肢近位筋の長期の活動や同時収縮は,遠位筋の筋力低下によるバランスの低下や推進力の低下を代償する戦略と考えられる.また,前脛骨筋の活動の長期化は感覚障害によるバランスの

維持に寄与していることが示唆されている.頚髄症でもいわゆる「痙性歩行」が特徴的とされている.

重度や進行性の頚髄症の治療には手術療法が第一選択であり,脊髄の除圧をはかる手術が行われる.術前後での歩容について検討した報告はあまり多くないが,Maloneらは,術前と術後1年での歩行を歩行分析で比較している[32].時間距離的因子や関節角度など運動学的データには大きな差はないが,運動力学的データが改善していることを報告している.

まとめ

不全脊髄損傷と頚椎症性脊髄症の歩行について歩行分析から得られた知見を中心に概説した.いずれも痙性歩行をきたし,歩行速度の低下・歩幅の低下,不全脊髄損傷は遊脚期の矢状面での股や膝の動きが低下し,立脚期の足関節の蹴り出しが効かないのが特徴的である.また,頚椎症性脊髄症の初期では,遊脚期では膝の屈曲が減少し,立脚終期で足底屈が減り,荷重応答では膝の屈曲が低下することが明らかになっている.この領域は,まだ,他の疾患に比べ歩行分析を用いた報告が少なく明かになっていないことも多い.今後の研究の進展が期待される.

表2. 頚椎症性脊髄症の歩行の運動学的な特徴

	立脚期		遊脚期
	荷重応答	立脚終期	
股関節			
膝関節	屈曲減少		屈曲減少
足関節		底屈の減少	

(文献30をもとに筆者作成)

文 献

1) Gage JR：Gait analysis for decision-making in cerebral palsy. *Bull Hasp Joint Dis Orth Inst*, **43**：147-163, 1983.

2) Patrick JH：Case for gait analysis as part of the management of incomplete spinal cord injury. *Spinal Cord*, **41**(9)：479-482, 2003

3) Vazquez XM, et al：Determining prognosis after spinal cord injury. *J Forensic Leg Med*, **15**(1)：

20-23, 2008.

4) Newey ML, et al：The long-term outcome after central cord syndrome：a study of the natural. *J Bone Joint Surg*, **82**：851-855, 2000.

5) Kim CM, et al：Level walking and ambulatory capacity in persons with incomplete spinal cord injury：relationship with muscle strength. *Spinal Cord*, **42**(3)：156-162, 2004.

6) van Hedel HJ：Gait speed in relation to categories of functional ambulation after spinal cord injury. *Neurorehabil Neural Repair*, **23**(4)：343-350, 2008.

7) van Hedel HJ, et al：Assessment of walking speed and distance in subjects with an incomplete spinal cord injury. *Neurorehabil Neural Repair*, **21**(4)：295-301, 2007.

8) Perry J, et al：Limb flexion deficits：implications for FES gait assist design. Proceedings of the Eight International Symposium on ECHE, Dubrovnik, 1984.

9) van der Salm A, et al：Gait impairments in a group of patients with incomplete spinal cord injury and their relevance regarding therapeutic approaches using functional electrical stimulation. *Artif Organs*, **29**(1)：8-14, 2005.

10) Perry J：Gait Analysis. Thorofar NJ；SLACK Incorporated, 1992.

11) Manella C, et al：Gait characteristics, range of motion, and spasticity changes in response to massage in a person with incomplete spinal cord injury：case report. *Int J Ther Massage Bodywork*, **4**(1)：28-39, 2011.

12) Ditunno J, Scivoletto G：Clinical relevance of gait research applied to clinical trials in spinal cord injury. *Brain Res Bull*, **78**(1)：35-42, 2009.

13) van der Salm, et al：Gait impairments in a group of patients with incomplete spinal cord injury and their relevance regarding therapeutic approaches using functional electrical stimulation. *Artif Organs*, **29**(1)：8-14, 2005.

14) Gil-Agudo, et al：Gait kinematic analysis in patients with a mild form of central cord syndrome. *J Neuroeng Rehabil*, **8**：7, 2011. doi：10.1186/1743-0003-8-7.

15) Pérez-Nombela S, et al：The Importance of Gait Analysis in Incomplete Spinal Cord Injury Patients in Field of Neurorehabilitation. Con-

verging Clinical and Engineering Research on Neurorehabilitation, pp, 673-677. Springer, 2013.

16) Krawetz P, Nance P：Gait analysis of spinal cord injured subjects：effects of injury level and spasticity. *Arch Phys Med Rehabil*, **77**(7)：635-638, 1996.

17) Waters RL, et al：Prediction of ambulatory performance based on motor scores derived from standards of the American Spinal Injury Association. *Arch Phys Med Rehabil*, **75**(7)：756-760, 1994.

18) Dietz V：Body weight supported gait training：from laboratory to clinical setting. *Brain Res Bull*, **78**(1)：I-VI, 2009.

19) Morawietz C, Moffat F：Effects of locomotor training after incomplete spinal cord injury：a systematic review. *Arch Phys Med Rehabil*, **94**(11)：2297-2308, 2013.

20) Abel R, et al：Gait analysis on the treadmill-monitoring exercise in the treatment of paraplegia. *Spinal Cord*, **40**(1)：17-22, 2002.

21) Stevens S, Morgan DW：Underwater treadmill training in adults with incomplete spinal cord injuries. *J Rehabil Res Dev*, **47**：vii-xi, 2010.

22) 鎌田修博，里見和彦：頚髄症の病型分類. *MB Orthop*, **10**(6)：1-6，1997.

23) 日本整形外科学会・日本脊椎脊髄病学会(監修)，日本整形外科学会診療ガイドライン委員会・頚椎症性脊髄症診療ガイドライン策定委員会(編集)：頚椎症性脊髄症診療ガイドライン 2015. 南江堂，2015

24) McDermott A, et al：Reliability of three-dimensional gait analysis in cervical spondylotic myelopathy. *Gait Posture*, **32**(4)：552-558, 2010.

25) Kuhtz-Buschbeck JP, et al：Analysis of gait in cervical myelopathy. *Gait Posture*, **9**(3)：184-189, 1999.

26) Singh A, Crockard HA：Quantitative assessment of cervical spondylotic myelopathy by a simple walking test. *Lancet*, **354**(9176)：370-373, 1999.

27) Singh A, et al：Use of walking data in assessing operative results for cervical spondylotic myelopathy：long-term follow-up and comparison with controls. *Spine*(*Phila Pa 1976*), **34**(12)：1296-1300, 2009.

28) Maezawa Y, et al：Gait analysis of spastic walking in patients with cervical compressive

myelopathy. *J Orthop Sci Off J Jpn Orthop Assoc*, **6**(5) : 378-384, 2001.

29) Nishimura H, et al : Gait Analysis in Cervical Spondylotic Myelopathy. *Asian Spine J*, **9**(3) : 321-326, 2015.

30) Malone A, et al : Gait impairment in cervical spondylotic myelopathy : comparison with age- and gender-matched healthy controls. *Eur Spine J*, **21**(12) : 2456-2466, 2012.

31) Malone A, et al : Electromyographic characteristics of gait impairment in cervical spondylotic myelopathy. *Eur Spine J*, **22**(11) : 2538-2544, 2013.

32) Malone A, et al : Three-dimensional gait analysis outcomes at 1 year following decompressive surgery for cervical spondylotic myelopathy. *Eur Spine J*, **24**(1) : 48-56, 2015.

四季を楽しむ ビジュアル 嚥下食レシピ

新刊

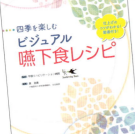

監修・執筆 宇部リハビリテーション病院
田辺のぶか，東　栄治，米村礼子

編集 原　浩貴（川崎医科大学耳鼻咽喉科　主任教授）

2019年2月発行　B5判　150頁　定価（本体価格 3,600円＋税）

見て楽しい、食べて美味しい、四季を代表する22の嚥下食レシピを掲載！
お雑煮からバーベキュー、ビールゼリーまで、イベント食、お祝い食に大活躍！
詳細な写真付きの工程説明と、**仕上げのコツがわかる動画**で、作り方が見てわかりやすく、**嚥下障害の基本的知識**も解説された、充実の1冊です。

目次

嚥下障害についての基本的知識
嚥下障害を起こしやすい疾患と全身状態
より安全に食べるために
　1．嚥下の姿勢／2．嚥下訓練・摂食嚥下リハビリテーション／3．食事介助を行う場合の留意点と工夫

レシピ
- 春　ちらし寿司／ひし餅ゼリー／桜餅／若竹汁／ぶりの照り焼き
- 夏　七夕そうめん／うな丼／すいかゼリー／バーベキュー
- 秋　月見団子／栗ご飯／鮭の幽庵焼き
- 冬　かぼちゃの煮物／クリスマスチキン／年越しそば／お雑煮／昆布巻き・海老の黄金焼き／七草粥／巻き寿司／いわしの蒲焼き
- その他　ビールゼリー／握り寿司

Column　α-アミラーゼの秘密／大変身！簡単お肉料理アレンジ／アレンジ!! 月見団子のソース　ほか全7本

食べやすさ，栄養，見た目，味を追及したレシピ！

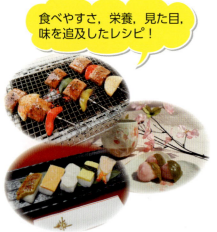

豊富な写真で工程が見てわかる！

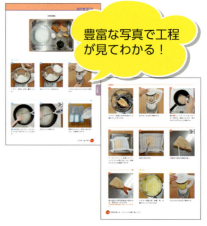

動画付きで仕上げのコツが見てわかる！

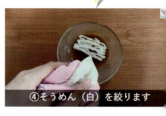

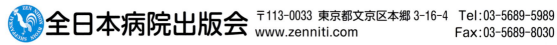

全日本病院出版会　〒113-0033　東京都文京区本郷 3-16-4　Tel：03-5689-5989
www.zenniti.com　Fax：03-5689-8030

特集／歩きと姿勢を科学する

脳性麻痺児の歩行における運動学的特徴

川崎詩歩未[*1]　大畑光司[*2]

Abstract　本稿では脳性麻痺児の歩行の特徴について関節角度や筋制御の観点から述べる．脳性麻痺児の歩行時の筋制御の複雑性を示す指標として筋シナジーが用いられる．今回，両麻痺児に対して股関節運動の対称化を目標としたロボットトレーニングを行い，その際の筋シナジー制御の推移を調べた．股関節運動に対して事後効果が得られた児と得られなかった児の筋シナジーの違いを検討した結果，ロボットを用いた介入中に股関節運動が対称化していたとしても，筋シナジーに変化がみられない場合に股関節運動の学習がなされていなかった．したがって，ロボットの運動に適応して歩行制御を変化することができなければ，その運動を反復したとしても学習効果が得られないと推察される．

Key words　脳性麻痺(cerebral palsy)，歩行(gait)，シナジーモジュール(synergy module)，トレッドミルトレーニング(treadmill training)，リハビリテーションロボット(rehabilitation robot)

はじめに

脳性麻痺とは，「受胎から新生児期(生後4週間以内)までの間に生じた脳の非進行性病変に基づく，永続的なしかし変化し得る運動および姿勢の異常である」と1968年の厚生省脳性麻痺研究班会議にて定義されている[1]．脳性麻痺の症状は損傷部位によって痙直型・アテトーゼ型・低緊張型などの病型に分かれ，さらに，両麻痺，片麻痺，三肢麻痺，四肢麻痺と様々な症状を示す．

脳性麻痺児の重症度の分類としては，gross motor function classification system(GMFCS)が多く用いられる(**表1**)[2]．GMFCSでは一定の年齢における獲得機能をもとにI～Vまでの5段階のレベルに分類される．レベルIおよびIIでは補助具なしの独歩が可能であり，レベルIIIでは歩行補助具を用いた歩行が可能となる．しかし，それ以降のレベルでは歩行が困難となり，レベルIVでは

表 1．GMFCSの分類

レベル	歩行機能
レベルI	制限なしに歩く
レベルII	歩行補助具なしに歩く
レベルIII	歩行補助具を使用して歩く
レベルIV	自力移動が制限 電動車椅子や車椅子での自走が可能
レベルV	電動車椅子や環境制御装置を使用しても自力移動が非常に制限される

(文献2より一部変更，追記)

車椅子の自走や電動車椅子による移動動作が可能となるものの，レベルVでは自力での移動動作が望めない．GMFCSによると4歳以降の歩行機能の獲得は2歳までに介助なしでの座位動作の獲得ができるかどうかに左右される[2]．歩行の獲得が予測される児には，幼児期からの計画的な歩行に対する介入が必要である．

[*1] Shihomi KAWASAKI，〒606-8507　京都府京都市左京区聖護院川原町53　京都大学大学院医学研究科人間健康科学系専攻，大学院生
[*2] Koji OHATA，同専攻，講師

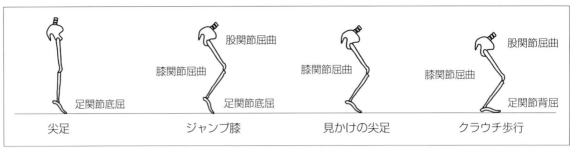

図 1. Rodda 分類における痙直型両麻痺児の歩行パターン

(文献 3 より作図)

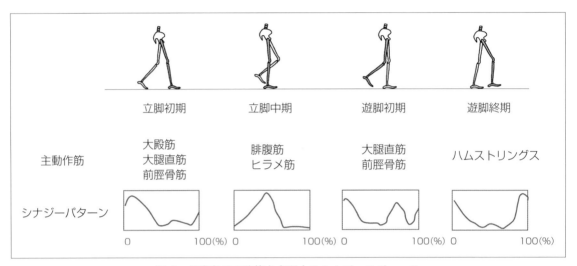

図 2. 健常者の下肢筋を支配するシナジーモジュール

(文献 5 より作図)

脳性麻痺児の歩容

脳性麻痺児の歩行時の矢状面の下肢関節角度に着目した Rodda 分類[3]では，痙直型片麻痺児と痙直型両麻痺児はそれぞれ4つのパターンに分類される．例えば両麻痺児の場合，足関節底屈位を伴う尖足，股関節および膝関節屈曲と足関節底屈を伴うジャンプ膝，膝関節屈曲位を伴う見かけの尖足，過度な股関節・膝関節の屈曲位および足関節の背屈位を伴うクラウチ歩行の4つのパターンが挙げられる(図1)．

両麻痺児の歩行パターンは思春期における身長や体重の増加や外科的手術によって変化し，多くの場合クラウチ歩行に移行する．また，226名の脳性麻痺者に対して7年間にわたる歩行機能の縦断的変化を調べた研究では，歩行機能の低下を訴える対象者の割合は両麻痺者において片麻痺者よりも高く，痛みの頻度や強さ，疲労やバランス能

力の低下と関連がみられた[4]．このように，両麻痺児や片麻痺児が歩行を獲得していたとしても，経年的に歩行パターンが悪化することが知られている．したがって，たとえ歩行が可能であったとしても，成長に伴って生じる歩行パターンの問題に注意する必要がある．

脳性麻痺児の歩行時の神経制御

脳性麻痺児の歩行パターンとその制御機構の側面から評価する方法として，筋シナジー解析である非負値行列因子分解(non-negative matrix factorization；NNMF)が注目されている．歩行時の筋活動は大脳皮質および脊髄によって形成されるが，複数の筋肉が似た波形を示すことから，脊髄に存在するシナジーモジュールによって効率的な制御が行われているとされる[5〜8]．一般的に，NNMF 解析によってシナジー解析を行うと，健常者の通常歩行時の下肢筋活動は4つのシナジー

によって制御されていることがわかる[5]．4つのシ
ナジーとは具体的に，立脚初期・立脚中期・遊脚
初期・遊脚終期のパターンであり，それぞれを構
成する下肢筋については**図2**に記載の通りであ
る．しかし，多くの脳性麻痺児では歩行時に用い
られる筋シナジーの数が典型発達児と比較して少
なく[6]，歩行時の筋制御が単一化されているとい
う問題がある．

NNMF解析を発展させた指標として，典型発
達児との違いを表したwalk-dynamic motor con-
trol index（walk-DMC）がある[6]~[8]．Walk-DMC
は筋力や痙性などの臨床評価指標[6]や，歩行速
度[7][8]といった多くの指標との関連がみられ，その
関係性は施設間においても同様の傾向がみられ
る[8]．このように，脳性麻痺児に対する筋シナ
ジー解析は治療計画に役立つ可能性のある指標と
なることが期待されている．

歩行機能改善のための方策

脳性麻痺児の歩容の改善においては課題指向型
トレーニングが重要であり，股関節や膝関節の伸
展筋を強化するトレーニングを行った場合では，
クラウチ歩行は改善されなかったと報告されてい
る[9]．

効率的な歩行練習を行うにあたり，トレッドミ
ルやリハビリテーションロボットなどの機器が用
いられる場合もある．体重免荷式トレッドミルト
レーニングの効果を調べた系統的総説では，小学
生以上の脳性麻痺児において歩行速度・持久力な
どの歩行機能の改善が得られたと報告されてい
る[10]．一方で，立位バランス能力が低下した児が
複数名存在したことも報告されており，児に合わ
せたトレッドミル上の環境設定も重要となる．リ
ハビリテーションロボットを対象とした系統的総
説では，歩行速度・持久力・粗大運動機能の改善
に有益であったことが報告されている[11]．しか
し，これらの機器による脳性麻痺児の歩容の改善
に対する効果は未だ明確でない．このため，今回
脳性麻痺児を対象に筋シナジー解析を行い，ト

レッドミルやリハビリテーションロボットを用い
た場合のシナジーの変化を観察することとした．

症例の紹介

今回，両麻痺児2名に対してトレッドミルとロ
ボットを併用した歩行練習を行い，介入後に関節
角度における事後効果が得られた児（responder）
と得られなかった児（non-responder）のそれぞれ
に対して筋シナジー解析を行った．使用したロ
ボットは歩行時の股関節屈伸運動を補助するホン
ダ歩行アシストであり，脳卒中後片麻痺者に対し
て歩行時の対称性を増加させることができると報
告されている[12][13]．

1．対象者情報

1）Responder

13歳，男児．157.3 cm，41 kg

診断：痙直型両麻痺（GMFCSⅡ），妊娠時に水
頭症の疑い

出生体重：2,300 g（37週）

GMFM D，E項目（粗大運動能力尺度，歩行・
立位項目）：81点

歩行機能：屋内独歩が可能．軽度のジャンプ膝
がみられる．

MAS scale：両側にて足関節底屈1+，その他
の下肢関節では0

2）Non-responder

10歳，男児．126 cm，25 kg

診断：痙直型両麻痺（GMFCSⅢ）

出生体重：2,206 g（34週）

GMFM D，E項目：29点

歩行機能：屋内では両側クラッチ杖を使用．ク
ラウチ歩行がみられる．日常生活では車椅子の自
走にて移動．

MAS scale：両側にて膝関節屈曲1+・足関節
底屈1+，その他の下肢関節では0

2．歩行時の筋シナジー評価

両児に対して4条件の筋シナジー評価を行った．

1）平地pre歩行

平地にて5.5 mの快適歩行を実施した．

表2. 症例2例における股関節振幅の変化

Responder の股関節振幅の変化

条件	重症側 (°)	軽傷側 (°)	股関節振幅の対称性 (重症側／軽傷側)
平地 pre 歩行	67.7±8.9	88.6±2.8	0.76
トレッドミル歩行	41.5±1.8	43.5±3.3	0.95
アシスト歩行	41.2±1.3	45.0±2.4	0.92
平地 post 歩行	61.3±4.1	58.4±3.6	1.05

Non-responder の股関節振幅の変化

条件	重症側 (°)	軽傷側 (°)	股関節振幅の対称性 (重症側／軽傷側)
平地 pre 歩行	35.0±1.3	47.3±2.0	0.74
トレッドミル歩行	48.1±1.9	55.4±5.0	0.89
アシスト歩行	62.6±5.0	67.1±4.67	0.93
平地 post 歩行	39.6±5.4	56.3±1.5	0.70

2）トレッドミル歩行

ロボットを装着し，機器による補助を与えない状態で両側の手すりを把持しながら平地歩行と同等の速度でトレッドミル上にて歩行を実施した．

3）アシスト歩行

各対象者の特性や歩行動作に合わせて両側の股関節運動が対称になるように与える補助トルクの大きさを決定した．その後，トレッドミル上にてロボットによる補助を与えた歩行を30秒間×10回行った．

4）平地 post 歩行

再び平地にて5.5mの快適歩行を実施した．

3．測定変数と解析方法

歩行時の両側の股関節角度をXsens社製慣性セ

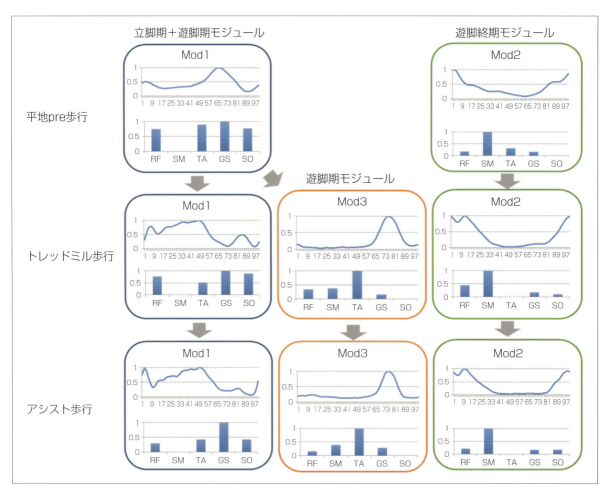

図3. Responderの筋シナジーパターンの変化（平地 pre 歩行，トレッドミル歩行，アシスト歩行）

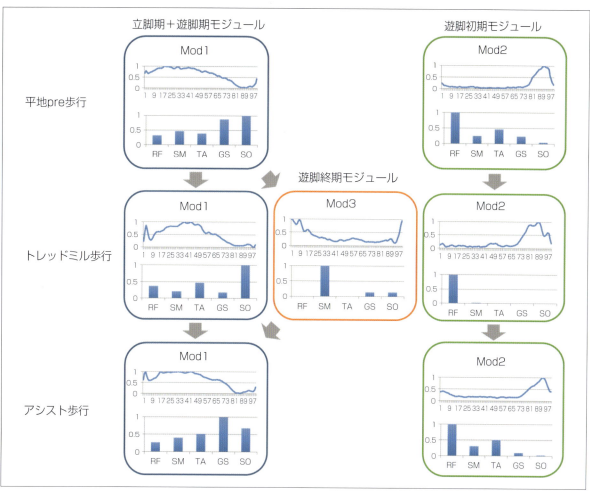

図 4. Non-responder の筋シナジーパターンの変化(平地 pre 歩行,トレッドミル歩行,アシスト歩行)

ンサ式モーションキャプチャ MVN Awinda を用いて計測し,各歩行条件につき3歩行周期の股関節振幅値を算出した.平地 pre 歩行における股関節振幅が小さい下肢を重症側,振幅が大きい下肢を軽症側と定義し,股関節振幅の対称性を「重症側/軽症側」の式にて算出した.また,Delsys 社製 Trigno Wireless System を用いて6~10歩行周期の大腿直筋・半腱様筋・前脛骨筋・腓腹筋・ヒラメ筋の表面筋電波形を計測し,NNMF 解析によって歩行条件における重症側の筋シナジー数を算出した.

4. 変 化
1) Responder(表2, 図3)

Responder においては平地上での歩行速度は 0.82 m/s から 0.91 m/s に増加した.

また,平地 pre 歩行における股関節の対称性は 0.76 であった.このときの歩容としては,右立脚期に体幹を右側屈して左下肢を振り出す代償的な歩行がみられた.この際のシナジーはハムストリングスによる遊脚終期パターンと,大腿直筋・前脛骨筋・腓腹筋・ヒラメ筋による立脚期と遊脚期の混合したパターンの2つがみられた.

トレッドミル上では体幹の右側屈が減少し,両側の股関節振幅の対称性は0.95に増加した.シナジーは立脚期と遊脚期の混合したパターンから遊脚初期のパターンが分離し,3つに増加した.

ロボットによるアシストを与えた歩行においても股関節運動の対称性と3つのシナジーが維持されていた.しかし,その後の平地 post 歩行では,股関節運動の対称性の事後効果が観察されたものの,筋シナジーは2つに低下した.この理由には今回の介入時間が短かったことが影響していると考えられる.

2）Non-responder（表2，図4）

Non-reponderにおいても平地での歩行速度は0.08 m/sから0.11 m/sと僅かに増加した.

平地pre歩行ではResponderと同様に股関節運動の対称性は0.74であった. このときの歩容としては，両側ともに遊脚期におけるdrop footと下肢の振り出しの困難がみられた. この際の筋シナジーは，立脚初期パターンと遊脚初期パターンの2つのシナジーが確認された.

トレッドミル上で歩行を行うことで股関節運動の対称性は0.89に増加し，ハムストリングスによる遊脚終期のシナジーが出現したことでシナジー数は3つとなった.

アシストを与えることによってdrop footは改善されなかったものの下肢の振り出しは良好となり，股関節運動は0.93とさらに対称化した. しかし，シナジーは再び2つに減少していた. その後の平地post歩行においては，事後効果がみられず，関節運動の対称性が悪化し，シナジー数も2つとなっていた.

まとめ

今回筋シナジー評価をもとに，アシスト練習前後の関節運動の事後効果の違いを検討した. その結果，ロボットを用いた介入中に股関節運動が対称化していたとしても筋シナジーに変化がみられなければ，その後の事後効果が生じていなかった. これは，ロボットにより他動的に股関節運動を対称化したとしても，対象者の歩行制御が変化していなければ，その運動を反復したとしても学習効果が得られなかったのではないかと推察される.

実際に，脳性麻痺リハビリテーションガイドラインにおいてもロボットなどの機器による機能改善はGMFCS ⅠやⅡなどの軽症例で認められるが，GMFCS ⅢとⅣでは改善が得られなかったと報告されている（グレードC1）[14]. つまり，重度の運動機能を呈する児ではロボットによる運動への適応が難しく，正しい運動制御を反復できない傾向があると考えられる. したがって，筋シナジー

解析のような，本人の制御様式を表す指標がロボットの適応を把握するために有用になるかもしれない.

文　献

1) 五味重春ほか：脳性麻痺の長期予後. 岩谷　力ほか（編），臨床リハビリテーション　小児リハビリテーションⅠ脳性麻痺. pp. 47-78, 医歯薬出版, 1990.

2) Palisano R, et al：Development and reliability of a system to classify gross motor function in children with cerebral palsy. *Dev Med Child Neurol*, **39**(4)：214-223, 1997.

3) Rodda J, et al：Classification of gait patterns in spastic hemiplegia and spastic diplegia：a basis for a management algorithm. *Eur J Nerol*, **8**(Suppl 5)：98-108, 2001.

4) Opheim A, et al：Walking function, pain, and fatigue in adults with cerebral palsy：a 7-year follow-up study. *Dev Med Child Neurol*, **51**(5)：381-388, 2009.

5) Neptune RR, et al：Modular control of human walking：a simulation study. *J Biomech*, **42**(9)：1282-1287, 2009.

6) Steele KM, et al：Muscle synergies and complexity of neuromuscular control during gait in cerebral palsy. *Dev Med Child Neurol*, **57**(12)：1176-1182, 2015.
Summary 脳性麻痺児は歩行時に典型発達児よりも少ないシナジーで筋肉を制御していた.

7) Schwartz MH, et al：Dynamic motor control is associated with treatment outcomes for children with cerebral palsy. *Dev Med Child Neurol*, **58**(11)：1139-1145, 2016.

8) Shuman BR, et al：Associations Between Muscle Synergies and Treatment Outcomes in Cerebral Palsy Are Robust Across Clinical Centers. *Arch Phys Med Rehabil*, **99**(11)：2175-2182, 2018.

9) Damiano DL, et al：Can Strength Training Predictably Improve Gait Kinematics? A Pilot Study on the Effects of Hip and Knee Extensor Strengthening on Lower-Extremity Alignment in Cerebral Palsy. *Phys Ther*, **90**(2)：269-279, 2010.
Summary 脳性麻痺児では股関節および膝関節伸

展筋の筋力強化によって立脚期の股関節や膝関
節の屈曲位は改善されなかった.

10) Mattern-Baxter K: Effects of Partial Body
Weight Supported Treadmill Training on Chil-
dren with Cerebral Palsy. *Pediatr Phys Ther*, **21**
(1): 12-22, 2009.

11) Carvalho I, et al: Robotic Gait Training For Indi-
viduals With Cerebral Palsy: A Systematic
Review And Meta-Analysis. *Arch Phys Med
Rehabil*, **98**(11): 2332-2344, 2017.

12) Buesing C, et al: Effects of a wearable exoskel-
eton stride management assist system(SMA®)
on spatiotemporal gait characteristics in individ-
uals after stroke: a randomized controlled trial.
J Neuroeng Rehabil, **12**: 69, 2015.

13) 大畑光司:歩行再建 歩行の理解とトレーニング.
三輪書店, 2017.

14) 公益社団法人日本リハビリテーション医学会(監
修):脳性麻痺リハビリテーションガイドライン
第2版. 金原出版, 2014.

特集／歩きと姿勢を科学する

歩行の神経回路と Neuromodulation

藤原俊之*

Abstract 歩行運動は脊髄における locomotor circuit にの関与が大きい．この locomotor circuit を構成する回路は脊髄反射を構成する回路からなる．よって脊髄反射を利用することにより，歩行運動の再現が可能である．近年，この locomotor circuit を刺激する脊髄刺激がリハビリテーション医学においても応用され，脊髄損傷患者や脳卒中患者の歩行障害に対する治療に用いられている．本稿では，歩行制御の神経回路につき解説するとともに，脊髄刺激のリハビリテーション医学への応用について解説する．

Key words 歩行(locomotion)，脳卒中(stroke)，電気刺激(electrical stimulation)，脊髄(spinal cord)，脊髄反射(spinal reflex)

歩行運動の制御

脊髄の下位運動ニューロンには α 運動ニューロンと γ 運動ニューロンがある．α 運動ニューロンは筋線維を支配し，骨格筋を収縮させる．筋の制御を理解するためには，何が運動ニューロンを制御しているのかを知る必要がある．α 運動ニューロンへの入力は 3 つであり，① 筋紡錘からの入力，② 脳などの上位運動ニューロンからの入力，③ 脊髄介在ニューロンからの入力である．つまり脊髄 α 運動ニューロンはこの 3 つの入力により制御されている（図 1）．

手指運動などの随意運動の制御では，運動野の手指を支配する領域の錐体細胞が活動し，その活動電位が皮質脊髄路を下行し，脊髄においてそれぞれの標的筋を支配する α 運動ニューロンに活動電位を生じ，その電気的活動は末梢神経を下行し，それぞれの支配筋に活動電位を伝導し，筋収縮が生じる．下肢においても座位での足関節背屈を行う場合には同様な制御を行っており，運動野

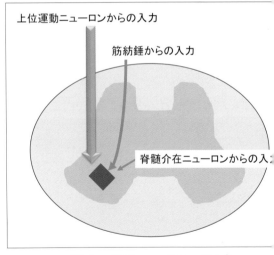

図 1. α 運動ニューロンへの入力

における足部支配領域の錐体細胞が発火し，活動電位は皮質脊髄路を下降し，α 運動ニューロンを興奮させ，腓骨神経を活動電位が伝わり前脛骨筋に筋収縮を起こす．

しかしながら，歩行時は同様に制御しているか

---

* Toshiyuki FUJIWARA，〒 113-8421 東京都文京区本郷 2-1-1　順天堂大学大学院医学研究科リハビリテーション医学，教授

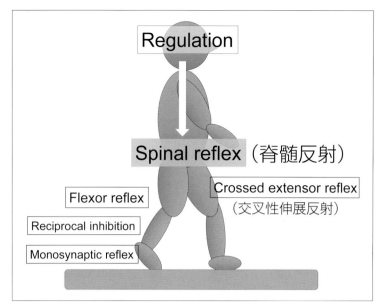

図 2. 歩行運動制御にかかわる脊髄反射

というと，歩行時には我々はこの筋をこのタイミングで動かそうと意識しなくても，歩こうとすると常に一定のステレオタイプな筋活動を起こすことが可能である．歩行のような一定のステレオタイプな筋活動を制御する場合には，個々の筋活動をそれぞれ脳の運動野でコントロールするのではなく，いわゆる locomotor circuit（歩行運動関連回路）が脊髄に存在し，脳からの下行性入力により脊髄にあるこの locomotor circuit に刺激が入るとステレオタイプな歩行運動が起こる[1]．

この locomotor circuit は spinal reflex（脊髄反射）から構成されると考えられている．足関節の動きは monosynaptic reflex で起こるし，拮抗筋への抑制は相反性抑制によってなされている．また遊脚期での下肢の振り出しの筋活動は flexor reflex の筋活動様式と同一である．また一方の下肢を振り出す際には対側は立脚期となり，体重を支持しなくてはならないので，伸展される．これは crossed extensor reflex（交叉性伸展反射）で引き起こされる．つまり歩行運動だけをみると，その運動は脊髄反射により再現が可能であるといえる（図 2）．

歩行においてはこの locomotor circuit は上位中枢からの下行性制御により制御されている．

脊髄可塑性

脊髄反射というと，伸張反射のような単シナプス反射を思い浮かべることが多いが，実際には，多くの脊髄反射は脊髄介在ニューロンを介した反射である．実は，ほとんどのα運動ニューロンへの入力は脊髄の介在ニューロンからきている．

脊髄介在ニューロンは，一次感覚細胞の入力，脳からの下降してくる軸索および下位運動ニューロンの軸索分枝からのシナプス入力を受けている．介在ニューロン同士によりネットワークが形成されており，これにより多くの入力に応じて協調性のある運動のプログラムが調節できるようになっている．よってこの脊髄介在ニューロンにおける connectivity を変化させ，可塑的な変化を起こすことが重要である．

脊髄反射の1つである，脊髄相反性抑制は脊髄介在ニューロンを介しており，この介在ニューロンの経路の違いにより2シナプス性相反性抑制，シナプス前相反性抑制がある．下肢ではH反射を用いて，腓骨神経条件刺激によるヒラメ筋H反射の抑制により相反性抑制の評価が可能である．この相反性抑制を制御している介在ニューロンは皮質運動野からの投射を受けており，経頭蓋磁気刺激による運動野刺激と腓骨神経感覚神経刺激のタ

イミングを合わせることにより，相反性抑制を変化させることが可能である[2]．また末梢神経刺激においてもヒラメ筋の拮抗筋である前脛骨筋の支配神経である腓骨神経Ⅰa感覚神経への100 Hzの高周波のバーストパターン刺激（patterned electrical stimulation）が脊髄介在ニューロンにより可塑的変化をきたすことが知られている[3]．

よって脊髄における神経回路においても介在ニューロンにおけるconnectivityを変化させることにより可塑的変化を誘導することが可能であると考えられる．

脳卒中患者における歩行運動関連回路の関与

脊髄損傷による完全麻痺の患者においても両側長下肢装具装着にてハーネスによる部分免荷トレッドミル歩行において，両下肢の交互運動が出現するのは，脊髄反射を利用している．

股関節の伸展はcrossed extensor reflexにより対側の股関節屈曲を誘発する．トレッドミル歩行では立脚相で，トレッドミルのベルトの動きにより股関節は伸展されるため，crossed extensor reflexによる対側の遊脚相が誘発される．よって完全麻痺の患者においても歩行運動の再現が可能である．脳卒中患者における，トレッドミル部分免荷歩行訓練の効果も同様と考えられる．

また，随意的な筋活動が麻痺側下肢に出現しない重度片麻痺患者においても，リカンベント型エルゴメーターにより，健側の下肢運動により，麻痺側の筋活動を誘発することが可能である[4]．これも健側下肢の随意運動によるlocomotor circuitを利用したものと考えられる．

よって脊髄損傷患者に限らず，脳卒中患者においても，このlocomotor circuitの活動を増加させることにより歩行機能の改善が見込まれると考えられる．

脊髄に対するNeuromodulation

Minassianら[5]はTh 11〜12の脊椎上を経皮的に電気刺激することにより，多髄節の後根刺激に

より大腿四頭筋，ハムストリングス，前脛骨筋，ヒラメ筋にposterior root muscle reflexが誘発されることを報告している．よって，同部位における後根への電気刺激により，locomotor circuitを構成する脊髄反射への入力が可能と考えられる．実際に同部位への運動閾値上の刺激により歩行運動様の下肢運動が観察される．

また，動物実験において運動閾値下の脊髄刺激により脊髄損傷ラットの随意筋活動の増加を認めることが報告されている[6]．

経皮的電気刺激に関しては，前述したように，通常のリハビリテーションで行われているような，低周波刺激（20〜30 Hz）刺激を行うより，100 Hzのburst刺激を歩行周期を模した周期で行うほうが脊髄介在ニューロンにより可塑的変化をきたし，下肢相反性抑制ならびに筋活動の促通には有効であり，さらに随意運動に合わせて行うことによりその効果はさらに増強されることを我々は確認している[7]〜[9]．

我々は，運動閾値下の刺激強度で100 Hzのburst刺激を経皮的脊髄刺激により後根に刺激を与え，刺激は健側下腿三頭筋の筋活動増加をトリガーとすることにより，随意的な歩行運動に合わせて刺激を行うFAST walk systemを開発した．

脳卒中患者では，皮質脊髄路による下降性経路からの信号の低下により，locomotor circuitが十分に活動を上げることができない．そこで，歩行のタイミングに合わせて，このlocomotor circuitに後根から刺激を入れることにより，このlocomotor circuitを構成する脊髄反射回路の活動を増加させ，上位中枢からの刺激に合わせて刺激することにより，脊髄介在ニューロンを介して，Hebbの法則に基づく脊髄可塑性を促し，歩行運動の改善をはかる．

歩行訓練はトレッドミルを用いて行われる．歩行時のヒラメ筋の筋活動により歩行周期における遊脚相・立脚相を判別し，麻痺側下肢初期遊脚相および立脚中期に合わせて，閾値下の脊髄刺激を行う．

脳卒中片麻痺患者に対する FAST walk の効果

慢性期脳卒中片麻痺患者を対象に 15 分間の FAST walk を用いた 15 分間×2 のトレッドミル歩行訓練を 10 回施行した．治療前後において，10 m 歩行速度の改善を認め，また脊髄相反性抑制の改善を認めた．歩容に関しても，立脚期での麻痺側股関節伸展の増大，ならびに遊脚期での振り出しの改善を認め，ストライドの増加を認めている．

現在，慢性期脳卒中片麻痺患者において無作為化比較試験を行っている．

文 献

1) Jackson A, Zimmermann JB：Neural interfaces for the brain and spinal cord-resoring motor function. *Nat Rev Neurol*, **8**：690-699, 2012.
   Summary Brain machine interface・非侵襲的脳刺激・電気刺激・脊髄刺激などによる運動機能再建の試みとその機序を解説した優れた review 論文．一読を勧める．
2) Masakado Y, et al：The effect of tanscranial magnetic stimulation o reciprocal inhibition in the human leg. *Electromyogr Clin Neurophysiol*, **41**：429-432, 2001
3) Perez MA, Field-Fote EC, Floeter MK：Patterned sensory stimulation induced plasticity in reciprocal Ia inhibition in humans. *J Neurosci*, **23**：2014-2018, 2003.

Summary いわゆるパターン刺激の脊髄に与える影響を検討した論文．電気刺激の効果を理解するのに重要な論文．
4) Fujiwara T, et al：Effect of pedaling exercise on the hemiplegic lower limb. *Am J Phys Med Rehabil*, **82**：357-363, 2003.
5) Minassian K, et al：Posterior root-muscle reflexes elicited by transcutaneous stimulation of the human lumbosacral cord. *Muscle Nerve*, **35**：327-336, 2007.
   Summary 経皮的脊髄刺激の基礎となる研究論文．
6) Gad P, et al：Sub-threshold spinal cord stimulation facilitates spontaneous motor activity in spinal rats. *J Neuroeng Rehabil*, **10**：108, 2013.
7) Fujiwara T, et al：Transcranial direct current stimulation modulates the spinal plasticity induced with patterned electrical stimulation. *Clin Neurophysiol*, **122**：1834-1837, 2011.
   Summary 末梢パターン電気刺激による脊髄可塑性への皮質脊髄路からの投射の影響を神経生理学的に明らかとした重要な論文．
8) Yamaguchi T, et al：The effect of anodal transcranial direct current stimulation and patterned electrical stimulation on spinal inhibitory interneurons and motor function in patients with spinal cord injury. *Exp Brain Res*, **234**：1469-1478, 2016.
9) Takahashi Y, et al：Voluntary contraction enhances spinal reciprocal inhibition induced by patterned electrical stimulation in patients with stroke. *Restor Neurol Neurosci*, **36**：99-105, 2018.

特集／歩きと姿勢を科学する

姿勢制御における位置知覚と体性感覚情報

淺井　仁*

Abstract　姿勢を制御する際に制御対象となる姿勢の知覚と，姿勢を知覚するための体性感覚情報について，主に立位姿勢を対象にして以下のことを紹介する．前後方向における立位位置の知覚特性，足底からの部位別の感覚情報の位置知覚における役割，そして，前傾・後傾時の位置知覚に貢献すると思われる体性感覚情報．前後方向における立位位置の知覚能は位置によって異なり，立位姿勢の安定性と関係する可能性が高い．足底の前方部や後方部などからの情報は立位位置の内部表象に関与し，補償的姿勢反応を発動する．そして，立位姿勢の安定性が低下する位置では，前傾時に母指部・第一中足骨骨頭部，後傾時に踵部・膝蓋骨周囲からの体性感覚情報の大きな変化があり，これらの体性感覚情報の大きな変化が位置情報として貢献している可能性が高い．

Key words　姿勢(posture)，知覚(perception)，体性感覚情報(somatosensory information)

はじめに

　姿勢制御は，姿勢を不安定な状態から安定する状態へ移行するため，あるいは四肢などの動作に伴って生じる姿勢の不安定さを少なくするために主に行われるものと考えられる．いずれの場合においても，制御の対象となる姿勢(重力方向に対する身体各部位の位置関係)を知覚する必要があると思われる．そこで本稿では，立位姿勢と座位姿勢とにおける前後方向での位置知覚能を最初に紹介し，主に立位姿勢における前後位置の知覚における体性感覚情報の役割について述べたい．

立位姿勢と座位姿勢とにおける
前後方向での位置知覚能

　立位姿勢を保持しているときに前後方向における実際の立位位置(身体の前傾および後傾の程度)をどの程度正確に知覚しているのであろうか．また，同様に座位姿勢においても前後方向における実際の座位位置(体幹の前傾および後傾の程度)をどの程度正確に知覚しているのであろうか．姿勢制御を行う際に実際の位置とそれを知覚しイメージしている位置との乖離が大きいほど安定した姿勢の制御は難しくなると思われる．例えば，実際にはやや後傾で立位姿勢を保持している場合に，これをやや前傾立位姿勢と知覚し，その知覚している位置に基づいて制御することを想像していただきたい．立位姿勢の前傾時と後傾時とでは，姿勢を保持するための筋活動が全く異なり，前傾時は身体背面，後傾時は身体前面の筋が活動する．これは極端な例ではあるが，高齢者でこのような状況が起これば，姿勢を安定させるための制御が転倒につながることもあり得るかもしれない．

　それでは，報告[1]されている立位位置知覚能をみてみよう．前後方向の立位位置は，足長を100%FL(foot length；FL)，踵点を0%FLとし

---

* Hitoshi ASAI, 〒920-0942　石川県金沢市小立野5-11-80　金沢大学医薬保健研究域保健学系リハビリテーション科学領域理学療法科学講座，教授

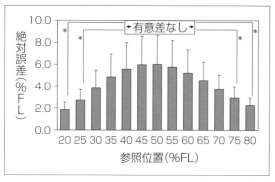

図 1. 前後方向立位位置知覚能（平均値±1 SD）
（文献 1 より引用改変）

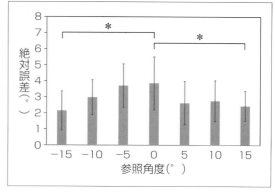

図 2. 前後方向座位位置知覚能（平均値±1 SD）
（文献 3 より引用改変）

て，支持基底面上の前後方向に足圧中心が投影される踵点からの相対位置で表されている．そして参照位置は最後傾位置に近い20％FLから最前傾位置に近い80％FLまでの間を5％FLごとに13か所設定された[1]．各立位位置における知覚能は，参照位置と再現位置との絶対誤差（足長の％FLで表現する）で表され[1]，誤差が大きいほど知覚能が低いことを表す．立位位置知覚能は13か所のどの位置でも同じではなく，位置によって異なることが明らかとなった（**図 1**）[1]．知覚能が最も高かったのは，安静立位位置付近（40～60％FLの間）ではなく，この位置から最も遠く最前傾位置に近い75％FLと80％FLおよび最後傾位置に近い25％FLと20％FLであった．一方，知覚能が最も低かったのは安静立位位置付近である40～60％FLの間であった[1]．そして，80％FL，および20％FLでは，絶対誤差が約2％FLと立位位置がかなり正確に知覚されていることが明らかとなった[1]．この2％FLという値は，足長を25 cmとすると，再現位置の絶対誤差が5 mm程度であることを示している．

安静立位位置付近での立位位置の知覚能が低いことは注目に値する．換言すると立位姿勢を保持する頻度が高いと思われる位置の知覚能が低いということである．一方で，知覚能が最も高い位置は，有効支持基底面の前端，後端に近い位置であった．ここで，前後方向における立位姿勢の安定性をみると，安定性は安静立位位置に近い位置では高く，最前傾，および最後傾位置に近い位置では低いことが報告されている[2]．知覚能と安定

性との関係を考え合わせると，立位姿勢の安定性が高い位置では知覚能が低く，安定性が低い位置では知覚能が高い可能性が示唆された．このような特性の機能的意味を考えれば，安定性の高い位置では安定しているがゆえに姿勢制御を行う必要性が低いが，安定性の低い位置では安定性を高めるために立位位置に対応した積極的な姿勢制御を行う必要があるためと考えられる．

座位姿勢での体幹の前傾および後傾の知覚能について紹介する．この研究は，ハムストリングスの張力の情報を極力排除し，体幹の位置知覚能に焦点を当てたため，足部は接地しない座位で行われた[3]．右側の肩峰と大転子とを結ぶ線と垂線とのなす角を体幹角度とし，体幹角度の再現性を検討した．参照角度は後傾15°（−15°）から前傾15°（15°）までを5°刻みに7か所設定した．座位での体幹位置知覚能は立位のときと同じように7か所のどこの位置でも同じではなく，位置によって異なることが明らかとなった（**図 2**）[3]．知覚能が最も高かったのは，安静座位位置付近から最も遠い10°・15°および−15°であった．一方，知覚能が最も低かったのは安静座位位置付近である−5°と0°であった[3]．座位姿勢においても立位姿勢と同じように安静時に保持する位置付近の知覚能が低く，大きく前傾・後傾した位置での知覚能が高かった．

前後方向における立位位置の定位にかかわる体性感覚情報

立位姿勢を保持しているときの足底からの感覚

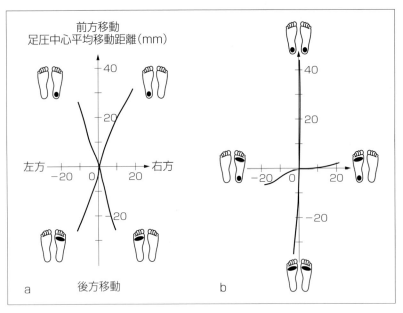

図 3.
振動刺激部位と立位位置の偏移の大きさ

(文献 4 より引用改変)

情報の役割については, Kavounoudias らが一連の研究を行っている[4]~[6]. まずは, 閉眼立位を保持している被験者の足底を左右それぞれ中足骨頭部と踵部とに分けて, それぞれの部位を単独, あるいは組み合わせて, 100 Hz, 振幅 0.2~0.5 mm の振動刺激を加えたときの立位位置の偏位を調べている[4]. 図 3-a に示すように左踵部に振動刺激を加えたとき立位位置は右前方に偏位し, 左中足骨頭部に振動刺激を加えたときは右後方に偏位した[4]. また, 図 3-b に示すように同じく両側の踵部に加えたとき前方に偏位し, 右側の中足骨頭部と踵部に加えたときは左側に偏位した[4]. このメカニズムについて Kavounoudias らは, 足底の特定の部位に振動刺激を加えることは, 体が当該部位の方向に傾いたときと同じように, 当該部位からの圧情報を増加させることであり, 結果的に平衡を保つ位置からの偏位を示し, 不均衡な圧分布をキャンセルするための補償的姿勢反応を発動し, 平衡点に再び戻るように制御するためであると述べている[4]. このことから, 中枢神経系は足底各部の刺激された部位からの多発的な情報を処理することによって, 足底での圧分布状況と全身の傾きの方向および大きさとを対応させていると述べている[4].

また, 左右の中足骨頭部と踵部とに対して同時に 100 Hz の振動刺激をし, 中足骨頭部あるいは踵部への振動刺激を止めた後の閉眼立位位置の偏位を調べている[5]. これは, 振動刺激を止めることで足底圧情報を減らすことを目的としている. 図 4 に示すように中足骨頭部と踵部とを同時に振動している期間は立位位置の偏位は起こらない[5]. しかし, 踵部の振動を止めた(踵部からの圧情報を減らした)とき立位位置は後方に偏位し(図 4-a), 中足骨頭部への振動を止めた(中足骨頭部からの圧情報を減らした)とき立位位置は前方に偏位した(図 4-b)[5]. 加えて, 中足骨頭部と踵部との振動周波数の差(中足骨頭部周波数 − 踵部周波数)を 0 から 100 Hz に変化させたときの立位位置の偏位を調べた. 差が 0 から 100 Hz へ変化することに対応して立位位置は後傾し, 100 から 0 Hz に変化することに対応して前傾した[5]. これらのことから, 足底のある部位からの圧情報の増加とこの部位と反対側にある部位からの圧情報の減少は中枢神経において同じように解釈されると述べている[5].

そして 3 つ目の報告は, 足底前方部と前脛骨筋に振動刺激を加えたときの立位位置の偏位を調べたものである. 最初にそれぞれ部位ごとに 20・40・60 および 80 Hz の振動刺激を加えて, 周波数の違いによる偏位の大きさへの影響を明らかにした[6]. 周波数が高くなるにしたがって立位位置は足底前方部では後方に, 前脛骨筋では前方に大き

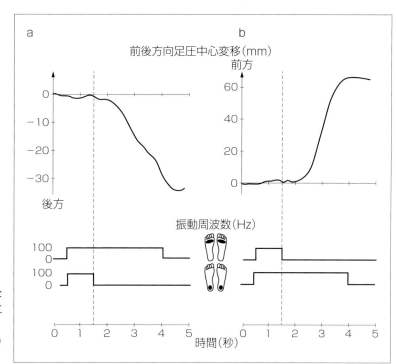

図 4.
2つの部位を同時に振動刺激した状態から単独で刺激したときの立位位置の偏位の大きさ
（文献5より引用改変）

く偏位した[6]．次に，両方の部位を同じ周波数で同時に刺激したときの立位位置の偏位を調べた．立位位置は 20 Hz と 40 Hz では後方に，60 Hz と 80 Hz では前方に偏位した[6]．この偏位の大きさを実測値とし，それぞれの周波数で各部位を単独に振動したときの同一周波数における偏位の大きさの差を理論値として，実測値と理論値とを比較したところ有意差は認められなかった[6]．そして，両部位を異なる周波数で刺激したときの実測値と理論値とを比較したところ有意差は認められなかった[6]．これらの結果から，身体傾斜の方向と大きさは，2つの部位に加えられた振動刺激の差に依存し，筋感覚情報と表在感覚情報のフィードバックが身体や環境の制約に応じて人の姿勢調節に差動的に働いていることが示唆されたと述べている[6]．

これらの研究とは別に，予測不可能な多方向への外乱刺激を加えたときのステッピング反応に対する足底の機械受容器からの情報の役割について調べた報告がある[7]．Perry らは，足底を氷水で冷却し，被験者が予期できない外乱刺激（床反力計を前後左右に動かす）をしたときのステップ反応について調べている[7]．その中でも後方へのステップについて注目すると，冷却後はステップの大きさが冷却前よりも有意に小さくなり，潜時は有意に長くなった[7]．この結果から，足底の機械受容器からの情報は重心位置と後方での支持基底面の安定限界との関係を捉えるために貢献しており，この情報が後方安定限界の内部表象に強く貢献することが示唆されたと述べている[7]．

立位姿勢における前後方向での位置知覚にかかわる体性感覚情報

上述した諸研究により立位位置の定位に足底からの圧感覚情報が関与していることが示唆されたが，足底を足指部・中足骨頭部および踵部に分けたときのそれぞれの部位からの情報の立位位置の知覚における機能的役割は明らかにされていなかった．知覚は感覚情報に意味づけをすることによってなされるため，立位位置の知覚が正確な立位位置では重要な体性感覚情報の入力があるものと考え，以下に紹介するいくつかの研究を行ってきた．

最初に，安静立位位置から前傾したときに母指部および第一中足骨骨頭部からの圧情報が大きく変化したことを知覚させ，この知覚が実際の圧変化と一致するかということをそれぞれの部位を別々に冷却し当該部位からの感覚情報を低下させ

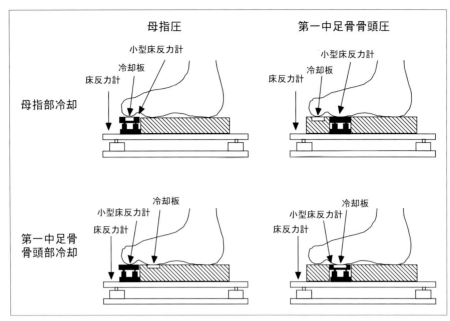

図 5．圧測定部位と冷却部位
（文献 8 より引用改変）

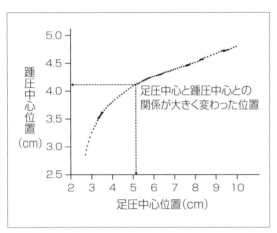

図 6．足圧中心位置の移動と踵圧中心位置との関係
（文献 9 より引用改変）

て，2 つの部位からの圧情報の関連性も含めて検討した（図 5）[8]．安静立位から前傾すると，70％FL 付近から安定性が大きく低下する[2]．この 70％FL 付近で第一中足骨骨頭部圧がピークとなり，このピークの知覚が正確になされていることが明らかとなった[8]．母指部圧は前傾に伴い 60％FL 付近から増加し，このピークと入れ替わるように 70％FL 付近で再度大きく増加する．この増加も正確に知覚することができた[8]．母指部および第一中足骨骨頭部を冷却してそれぞれの部位における感覚情報の大きな変化の知覚への影響を検討し

た．母指圧の知覚は，母指を冷却しても影響がなかったが，第一中足骨骨頭部を冷却することにより有意に知覚しにくくなった．一方，第一中足骨骨頭部の知覚は，母指を冷却しても，第一中足骨骨頭部を冷却しても影響が認められなかった[8]．ここで重要なことは，母指圧の知覚および第一中足骨骨頭部圧の知覚ともに自身の部位を冷却しても影響が認められなかったことと，第一中足骨骨頭部を冷却することにより母指圧の知覚に影響が認められたことである．これらのことは，それぞれの部位の圧の変化の知覚は，両部位間の連携をもとになされている可能性があることおよび感覚情報の補償作用があることを意味する．

次に，安静立位姿勢から後傾したときに立位位置情報の手がかりとなり得る体性感覚情報の大きな変化の知覚について検討した報告を紹介する．安静立位姿勢から後傾したときに身体前面の筋の活動が大きく変化するので，この筋活動に伴う筋感覚情報の大きな変化が位置情報として使われる可能性がある．しかし，筋活動に伴う筋感覚情報は知覚しにくい[8]．そのため，筆者は後傾時の踵部からの圧情報と大腿直筋の収縮による膝蓋骨の挙上に伴う体性感覚情報に焦点を当てた．

後傾時の踵部からの圧情報に関する研究では，

通常の床反力計の上に踵部のみの圧中心の移動を捉えるための小型の床反力計を搭載し，全身の足圧中心の移動に伴う踵部の"踵圧中心"の移動を測定した[9]．その結果，安静立位位置から後傾したときに途中の後傾位置までは足圧中心の移動と踵圧中心の移動との関係は直線関係にあるが，ある位置(20数%FL)を境に足圧中心の移動に対する踵圧中心の移動の傾きが大きくなった(**図6**)[9]．このとき，被験者に踵圧分布の大きな変化を知覚させ申告させたところ，踵圧中心の移動が大きく変わった位置とこれを知覚した位置との相関はr＝0.91であり，踵圧分布の大きな変化がほぼ正確に知覚されていることが明らかとなった[9]．また，被験者全員の足部骨格をX線撮影したところ，踵骨隆起外側突起点の位置と踵圧中心の移動が大きく変わった位置との相関はr＝0.86であり，踵圧分布が大きく変化する位置は踵骨の形状と密接にかかわっていることが明らかとなった[9]．この踵圧分布が大きく変化する位置は最後傾位置のやや前方であり，この情報は後方へのステッピングのトリガーになっている可能性も十分考えられる．

安静立位姿勢から後傾すると，大腿直筋の収縮に伴い膝蓋骨が挙上する．この膝蓋骨の移動に伴って関節包などの膝関節周囲の軟部組織および皮膚の形状が変化し，これらの変化による感覚情報の変化が位置情報として貢献するのではないかと考えた．膝蓋骨の動きによる感覚情報が位置情報として貢献するのであれば，①膝蓋骨の移動は正確に知覚される，②膝蓋骨の移動を知覚した位置では知覚能が他の位置よりも高いものと考え，以下の検討を行った．はじめに12人の被験者を対象に透視用のX線撮影装置と床反力計を用いて安静立位姿勢から後傾したときの膝蓋骨の移動とその知覚について調べた[10]．被験者1人あたり4試行したので，合計48試行のデータを分析した．膝蓋骨の挙上量は9.5±3.0 mmであり，平均値－2SDである3.5 mm以上動いた試行を膝蓋骨移動試行として分類した[10]．移動試行は33試行，

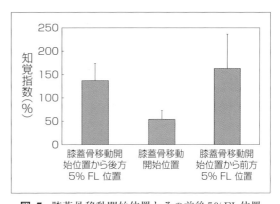

図7．膝蓋骨移動開始位置とその前後5%FL位置の知覚指数
値の小さいほうが知覚能が高いことを示す．
（文献11より引用改変）

非移動試行は15試行であった．移動試行のうち知覚できたのは30試行，その知覚率は約91%で移動した試行は非常に正確に知覚されることが明らかとなった[10]．また，参考までに4試行ともに膝蓋骨が移動しなかった被験者が3人確認できた．次に，膝蓋骨が移動した位置を参照位置として立位位置知覚能を調べた[11]．この位置の他に，膝蓋骨が移動した位置の前方および後方それぞれ5%FLの位置も合わせた3つの参照位置で知覚能を評価した．その結果，膝蓋骨が移動した位置での知覚能が前後の位置と比べて特異的に高まることが確認できた(**図7**)[11]．これらのことから，前述した2つの仮説は支持され，安静立位から後傾した場合の膝蓋骨の移動に伴う体性感覚情報の大きな変化は位置情報として機能する可能性が示唆された．ただし，後傾したときに膝蓋骨が移動しない被験者の存在が確認できたことからすると，このような被験者は膝蓋骨の移動に伴う感覚情報以外の情報を手がかりにして位置を知覚していることが推察される．

おわりに

姿勢制御をする際に不可欠である姿勢の知覚について，主に立位姿勢を対象にして以下のことについて言及した．①前後方向における立位位置の知覚能は位置によって異なり，立位姿勢の安定性と関係する可能性が高い．②足底の前方部や後方部などの立位位置を大きく変えたときに圧が高ま

る部位からの情報は立位位置の内部表象に関与し，不均衡な圧分布をキャンセルするための補償的姿勢反応を発動する．そして，③ 立位位置の知覚能は安定性が低下する位置で高くなるが，この位置で体性感覚情報の大きな変化があり，前傾時には母指部と第一中足骨骨頭部からの圧情報（互いの部位からの情報の連携も含む），後傾時には踵部からの圧情報，膝蓋骨の挙上に伴う体性感覚情報が位置情報として貢献している可能性が高い．

文　献

1) Fujiwara K, Asai H, et al：Relationship between quiet standing position and perceptibility of standing position in the anteroposterior direction. *J Physiol Anthropol*, **29**：197-203, 2010.

2) 藤原勝夫ほか：立位姿勢の安定性と下肢筋の相対的筋負担度との関係．筑波大学体育科学系紀要，**8**：165-171，1985.

3) Asai H, et al：Anteroposterior perception of the trunk position while seated without the feet touching the floor. *J Phys Ther Sci*, **29**：2026-2030, 2017.

4) Kavounoudias A, et al：The plantar sole is a 'dynamometric map' for human balance con-trol. *Neuroreport*, **14**：3247-3252, 1998.

5) Kavounoudias A, et al：Specific whole-body shifts induced by frequency-modulated vibration of human plantar soles. *Neurosci Lett*, **266**：181-184, 1999.

6) Kavounoudias A, et al：Foot sole and ankle muscle inputs contribute jointly to human erect posture regulation. *J Physiol*, **532**：869-878, 2001.

7) Perry SD, et al：The role of plantar cutaneous mechanoreceptors in the control of compensatory stepping reactions evoked by unpredictable, multi-directional perturbation. *Brain Res*, **877**：401-406, 2000.

8) Asai H, Fujiwara K：Perceptibility of large and sequential changes in somatosensory information during leaning forward and backward when standing. *Percept Mot Skills*, **96**：549-577, 2003.

9) 浅井　仁ほか：後傾に伴う踵圧中心の大きな変化の知覚．*Health Behavior Sci*, **2**：19-25，2003.

10) Asai H, et al：Patellar movement perception related to a backward-leaning standing position. *J Phys Ther Sci*, **29**：1372-1376, 2017.

11) Asai H, et al：Perception of leaning backward while standing and patellar movement. *J Phys Ther Sci*, **29**：1670-1674, 2017.

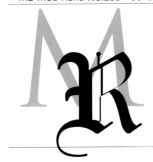

特集／歩きと姿勢を科学する

半側空間無視を有する脳卒中片麻痺の歩行障害に対するアプローチ

森　公彦[*1]　橋本晋吾[*2]

Abstract　片麻痺患者の歩行における直立姿勢の制御は，運動麻痺や感覚障害だけでなく，半側空間無視などの高次脳機能障害や垂直性の障害の影響を受ける．半側空間無視では，空間認知だけでなく身体位置情報を正確に把握することが困難になり，垂直性に影響を及ぼす．そして，半側空間無視の存在によって非麻痺肢での過剰な代償的運動制御が引き起こされることにより麻痺肢の運動機能の回復が阻害される．そのため，半側空間無視患者において身体内外から受ける感覚情報に能動的に注意を向けることは，歩行の再建に重要な役割を担っている．本稿では，半側空間無視と歩行障害を改善するために，治療者が目的指向的なトップダウン処理や受動的な刺激を利用したボトムアップ処理に基づいた介入方法を選定するポイントについて述べる．

Key words　半側空間無視(unilateral spatial neglect)，歩行(gait)，トップダウン処理(top-down process)，ボトムアップ処理(bottom-up process)，垂直性(verticality)

はじめに

半側空間無視は大脳半球の損傷と反対側の刺激について報告・反応することの障害である[1]．片麻痺患者の姿勢制御や歩行機能の再建において，半側空間無視は非麻痺肢での過剰な代償的運動制御を学習する原因となるためリハビリテーションを難渋させる．そのため，発症早期から半側空間無視の様々な症候を把握し，運動機能を阻害する本質的な問題に対処しながら介入方法を選定する必要がある．本稿では，半側空間無視の障害像を整理し，姿勢制御に必要な垂直性(verticality)の再構築および歩行再建に必要な感覚入力の方法を解説する．

半側空間無視の神経基盤とサブタイプ分類

Mesulamは空間性注意のネットワークについて，外部空間を認知する頭頂葉，探索や運動計画を行う前頭葉，運動を行うための発動性に関与する帯状回，感覚情報の伝達や皮質間の機能を連結する視床，そして基盤となる覚醒水準を調整する上行性網様体賦活系が重要な領域であると説明しており[2]，そのいずれかを損傷すると半側空間無視を生じる可能性がある．またCorbettaらは半側空間無視が生じる原因として，右半球優位である腹側注意ネットワーク(非空間性注意)の障害による背側注意ネットワーク(空間性注意)の活動性低下，そして半球間機能の非対称性を挙げている[3]．特に，背側前頭頭頂領域の注意ネットワークは眼球運動に密接に関連しているため，能動的・探索

[*1] Kimihiko MORI，〒573-1191　大阪府枚方市新町2-3-1　関西医科大学附属病院リハビリテーション科，主任・理学療法士
[*2] Shingo HASHIMOTO，同科，主任・作業療法士

的に非損傷側へ注意を向けるために重要となる.

半側空間無視における「空間」には様々な分類が存在し，自己を中心とした空間座標系である自己中心空間，事象群の中心を基準とした他者中心空間，作業者が意識を向けている作業域を示す広域作業空間・焦点性作業空間，物体を中心とした物体中心空間といったサブタイプに分かれる[2].また，身体からの距離を基準とした半側空間無視の分類として，自己身体に関する心的表象である身体空間（personal space），手が届く範囲の空間である身体周辺空間（peripersonal space），それ以遠の空間である身体外空間（extrapersonal space）があり，それぞれにおいて独立した半側空間無視が起こり得る[4].そのためアプローチを検討するうえで，どのような空間における半側空間無視であるかを理解しておく必要がある.

半側空間無視が運動機能に及ぼす影響

発症後早期の非麻痺側トレーニングは損傷領域周辺の機能的再組織化を阻害するため[5]，急性期から麻痺肢を積極的に使用したトレーニングの実施が望まれる.

中等度の運動麻痺がある脳卒中患者では半側空間無視の重症度と麻痺肢の筋力には関連がないものの[6]，半側空間無視の存在は麻痺肢の使用頻度を減少させ，機能回復に悪影響を及ぼすと指摘されている[7].また，半側空間無視は立位時の荷重非対称性[8]や立ち上がり時の麻痺側下肢の長期的な支持性低下の残存に影響を与えるとされている[9].一方で，左半側空間無視患者に麻痺側下肢の随意運動を行わせると半側空間無視の症状が軽減することが報告されており[10]，半側空間無視患者の麻痺肢運動量を増加させ，麻痺肢へ注意を向けることの重要性が示唆される.

半側空間無視に対するリハビリテーションについて，目的指向的（能動的・探索的）なトップダウンアプローチや受動的刺激を利用したボトムアッププローチが Azouvi らによってレビューされている[11].それらの中から姿勢制御や歩行課題と同時に利用可能なアプローチを検索すると，プリズム順応[12]，注意持続を促すための顕著性刺激の反復[13]，麻痺肢の活動による身体図式の構築[10]，体幹回旋や視覚走査課題を組み合わせた方法[14][15]，およびこれらの治療の組み合わせ[16]が挙げられる.

半側空間無視を有する患者の姿勢障害と垂直性

ヒトが重力環境下で安定した姿勢制御を実現するために，前庭感覚・体性感覚・視覚などの感覚情報が関与する垂直性の内部モデルが重要な役割を果たす.脳卒中片麻痺後の姿勢制御では，視覚情報に依存すると同時に，一部の患者は体性感覚や前庭感覚にも依存する[17][18]と報告されている.また，麻痺側空間の認知的処理の障害がある半側空間無視患者は視覚情報を利用した姿勢制御が限定的となるが，半側空間無視患者に正中の方向付けや垂直性を獲得させるためには，視覚情報を処理させることが求められる.そのためには，垂直性内部モデル[19]に基づいた半側空間無視患者に対する姿勢制御練習の展開が望ましい（図1）.Barra らによると，感覚系と運動系が関与するボトムアップ処理と，認知系が関与するトップダウン処理によって垂直性内部モデルが調整される.トップダウン処理では外部環境の空間認知と自己身体の身体アウェアネスが相互に作用しており，空間認知において視覚的手がかりを適切に利用するためには刺激に対して注意を向ける必要がある.そのため，半側空間無視により空間認知が歪み，身体アウェアネスが低下することによって垂直性内部モデルに障害が生じると考えられる.

半側空間無視を有する患者への
歩行障害に対するアプローチ

1．注意資源と歩行障害

半側空間無視患者の歩行軌跡は，歩行能力が低い症例では非麻痺側に，歩行能力が高い症例では麻痺側に偏倚することが観察される[20].歩行能力が低い半側空間無視患者は自動的な歩行が困難で

図 1.
感覚系・運動系・認知系で構成される垂直性の統合システム
感覚系と運動系は相互に作用しながら，姿勢制御や認知系に影響を与える（ボトムアップ処理）．空間認知，身体アウェアネスは認知系に深く関与しており，垂直性の内部モデルを調整する（トップダウン処理）．

（文献9より引用改変）

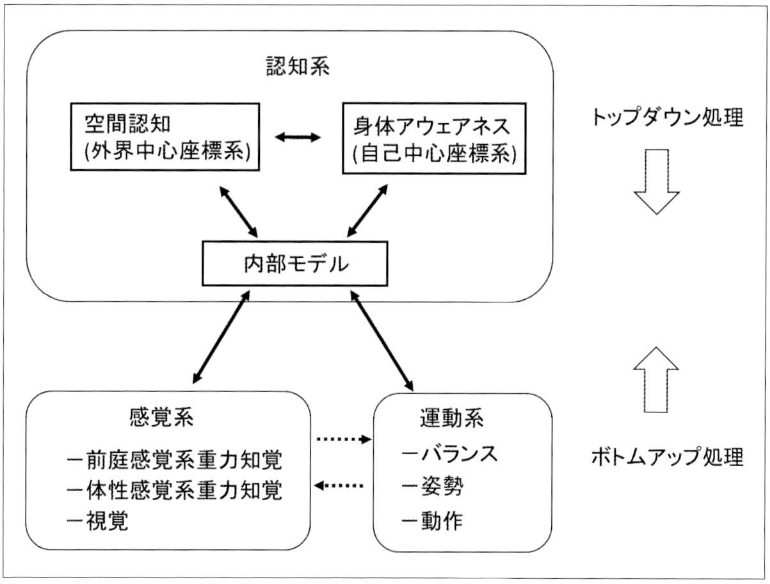

あるため，注意資源が歩行に向けられることにより頭部の制御が困難になり，その結果，歩行軌跡は非麻痺側へ引きつけられるような歩行軌跡を描く[20]．もし頭部の制御を優先させた場合は，麻痺肢へ注意が向かないことによって歩行軌跡が麻痺側に偏倚するかもしれない．これらは半側空間無視患者にとって頭部を制御しながら歩行することが難易度の高い二重課題になることを示唆している．そのため，半側空間無視患者が身体外空間（到達点の提示）や身体空間（下肢の振り出しや支持）へ注意を向けながら歩行する場合には，処理すべき情報量を軽減させるため，動作の不安定さによって生じる過剰な感覚情報を管理する装具・歩行補助具および介助を適用するべきである．

歩行時の方向制御に用いられる視覚情報の中でoptic flowは重要な要素である．しかしoptic flow画像を用いた視知覚機能検査において，半側空間無視患者は麻痺側空間だけでなく非麻痺側空間の障害も呈するため[21]，歩行中に視覚情報を利用することは半側空間無視患者にとって難易度が高い．そのため，歩行時に視覚情報を用いる課題を適用するときには，自動的で安定した歩行が可能な環境を整えることが望ましい．このように治療者は半側空間無視の病態や運動麻痺の程度を把握し，目標とすべきスキルの獲得に向けた介入方法を選定すべきである．

2．軽度運動麻痺で麻痺側傾斜した姿勢を伴う歩行障害

症例 1：73歳，男性．右頭頂葉側頭葉皮質下出血．
［Fugl-Meyer アセスメント下肢スコア（FMA）］
運動 32/34，感覚 7/12
［BIT 行動性無視検査日本版（BIT）］線分二等分試験（LBT）0/9，星印抹消試験（SCT）14/54，花の模写試験（DT）0/1

認知機能低下がなくトップダウン処理が有効な場合は，鏡と患者の間に点滴棒を設置することで客観的垂直軸を参照しながら姿勢修正をはかる鏡像フィードバックの利用がアライメントや進行方向の修正に効果的である（図2-a）．一方，ボトムアップ処理として歩行器を用いると非麻痺肢に依存して麻痺側体幹を安定させる戦略を獲得することにより，麻痺側への傾斜と偏倚を制御できなくなることがあるため注意が必要である（図2-b）．

症例 2：86歳，男性．右視床出血，脳室穿破
［既往歴］アルツハイマー型認知症
［FMA］運動 22/34，感覚 2/12
［BIT］LBT 7/9，SCT 22/54，DT 0/1

認知機能低下や全般性注意障害を伴う患者では，トップダウン処理が困難となるため，転倒を予防するために麻痺側体幹を支持する介助方法は，非麻痺肢の代償的運動制御を増強させることにより，さらに麻痺側への傾斜を引き起こすこと

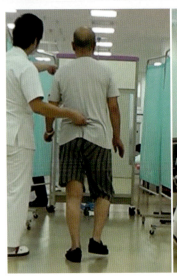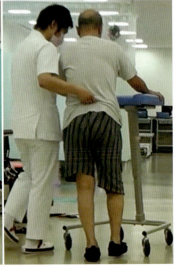

図 2.
症例1：麻痺側傾斜姿勢を伴う歩行障害に対するトップダウンアプローチ
　a：正中に提示した鏡像と点滴棒の位置が離れないように歩行させると傾斜姿勢が生じにくくなる．
　b：歩行器を支持させると，麻痺側への傾斜と突進を増強させることがある．

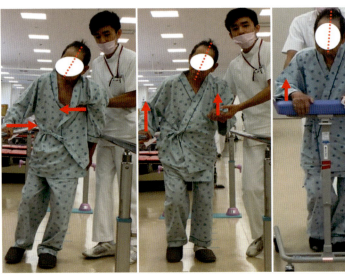

図 3．症例 2：麻痺側傾斜姿勢を伴う歩行障害に対するボトムアップアプローチ
　a：傾斜姿勢に対する転倒予防のための麻痺側体幹介助は，非麻痺側上肢を押すことで得られる安定性を高める代償的な運動制御を学習する．
　b：麻痺側上肢からの感覚入力を誘導すると，非麻痺側上肢で押す現象は軽減し，体幹傾斜姿勢が改善する．頭部の傾斜姿勢は残存する．
　c：歩行補助具を用いて両上肢から均等に感覚入力されると，頭部の傾斜姿勢も改善する．

がある（図3-a）．一方で，ボトムアップ処理を強調するために麻痺側上肢での支持を促すと，非麻痺肢からの過剰な感覚入力が減少して傾斜姿勢が軽減する（図3-b）．さらに歩行器を用いて直立姿勢で両上肢から均等に感覚を入力させるとアライメントが改善する（図3-c）．このように片麻痺によってもたらされる姿勢の不安定さに対して半側

空間無視患者の気づきが得られるように誘導し，適切な情報量の感覚情報を処理させることによる学習を進めることが有効となる．例えば，麻痺肢を活動させるための座位からの立ち上がり動作では，非麻痺肢を前方に，麻痺肢を後方に引いて麻痺側荷重感覚情報の入力（ボトムアップ処理），または支持性低下に対する気づきを促して麻痺肢に

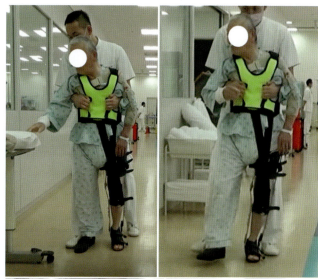
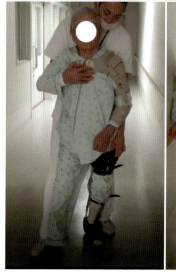
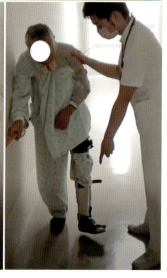

図 4.
症例3：重度の運動麻痺と半側空間無視を伴う片麻痺患者の歩行再建
　a：妨害刺激の多い環境では，注意が非麻痺側へ引きつけられ歩行が停止しやすい．
　b：妨害刺激の多い環境では，頭部が非麻痺側に回旋しやすい．ボトムアップ処理として麻痺側足関節背屈による足関節底屈筋の荷重受容器を介したⅠb求心性活動を繰り返す．
　c：周辺刺激の少ない環境で「左を見て」と言語的教示を行っている．頭部は次第に正中を向くようになる．
　d：周辺刺激の少ない環境で「左足をここまで振り出して」と言語的教示と指差しによる目印として視覚的教示を行っている．

注意を向けさせる（トップダウン処理）．また，注意の容量や持続性に障害[22)23)]がある場合には，ターゲットとなる動作を焦点化することにより患者が処理可能な感覚情報となるように難易度を調整する必要がある．

3．重度の運動麻痺と半側空間無視を伴う歩行障害

症例3：81歳，男性．右中大脳動脈脳梗塞
［FMA］運動 14/34，感覚 0/12
［BIT］LBT 0/9，SCT 10/54，DT 0/1

重度運動麻痺がある半側空間無視患者にとっての歩行は，体幹直立や麻痺側下肢の支持・振り出しなどの身体活動が要求されるだけでなく，同時に，周辺環境に存在する妨害刺激に対する受動的反応の抑制処理をしなければならないために難易度が高い．そのため，歩行時に非麻痺側空間に注意が引きつけられ，視界に入ったものに手を伸ばすなど前頭葉障害を伴う場合には頻回に歩行が中断されるため練習量を増やすことができない（図4-a）．能動的に麻痺側へ注意を向けられない場合には，運動制御における問題点を装具や介助などで補いながらノイズの少ない反復運動を繰り返すというエラーレス学習を用いたボトムアップ処理の促通が必要である．その際，身体へ適切な感覚情報を入力するために，長下肢装具を用いて非麻痺側下肢を麻痺側下肢よりも前方に接地させる前型歩行を誘導する（図4-b）．なぜなら，立脚中期〜後期での足関節背屈運動によって賦活される

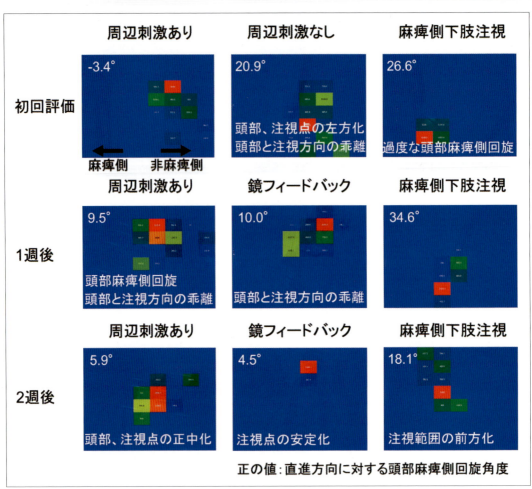

図 5. 半側空間無視を有する重度片麻痺患者の回復過程の頭部回旋と注視点の解析
自己中心空間の半側空間無視では周辺環境の刺激に引きつけられるように注視点が非麻痺側に偏倚した(a 赤色エリア). 回復過程では頭部の麻痺側回旋が先行して改善し(d), 注視点の偏倚は遅れて改善した(g).

足関節底屈筋の荷重受容器を介したIb群求心性活動が身体を支持するための伸筋群の筋活動を誘導する[24]からである.

能動的に自己身体へ注意を向けられないが, 麻痺側の顕著性刺激に注意を向けることで麻痺側へ振り向くことができるようになると, 頸部や体幹の麻痺側への回旋を誘導しながら歩行させる. その際には, 非麻痺側にある妨害刺激を除去した環境で行う必要がある(図 4-c). 能動的に身体空間(personal space)へ注意を向けられるようになると, 運動麻痺の回復に応じて下肢の振り出しのタイミングや立脚期における膝関節伸展などの支持を意識させて歩行練習を行う(図 4-d). その際には, 非麻痺側上下肢での過剰な代償を抑制させ, 過度な介助を行わないように配慮する. また, 運動麻痺の改善がみられれば長下肢装具から短下肢装具への変更も考慮することが可能な時期といえる. このように, 歩行運動による麻痺側末梢からの感覚情報を増加させることに加え, 周囲環境へ注意を転導させないために静かな環境で実施するというトップダウン処理への負荷軽減を目的とした環境調整を行うことにより, ボトムアップからトップダウンへと注意を段階的に移行させる働きかけとなり得る.

歩行中の頭部回旋と注視の方向は一致するか?

ここまで, 半側空間無視患者の歩行再建において麻痺側の空間や上下肢へ注意を向けることの重

要性を述べた．頭部回旋や体幹回旋が半側空間無視の改善に有効であるが[14]，視覚走査課題を組み合わせた方法[15]も効果を示すことから，探索的に注視点の移動を伴う課題もまた半側空間無視の改善に求められる．しかし，歩行中の頭部回旋と注視点の偏倚との関係については明らかにされていない．そこで，それらについて3次元動作解析装置（アニマ社製）により頭部回旋角度を，Eye Tracking Glasses 2.0（SensoMotoric Instruments社製）により注視点を計測して詳細な検討を行った．

症例4：34歳，男性．右被殻出血

［FMA］初回評価：運動 10/34，感覚 5/12

　　　　2週後評価：運動 23/34，感覚 10/12

［BIT］初回評価：LBT 9/9, SCT 27/54, DT 1/1

　　　　2週後評価：LBT 6/9, SCT 49/54, DT 1/1

　課題は，言語的視覚的に進行方向を教示して，前方を注視したまま必要最低限の介助で歩行することとした．その結果，初回評価時の周辺刺激がある環境では頭部の非麻痺側回旋と注視点の非麻痺側偏倚が生じていた（**図5-a**）．その後，頭部が先行して麻痺側回旋したが，両方とも正中化した（**図5-a, d, g**）．周辺刺激を減らした環境では，頭部と注視点が周辺刺激のある環境よりも麻痺側に移動した．しかし頭部は麻痺側回旋位，注視点は非麻痺側偏倚という位置関係の乖離を呈した（**図5-b**）．一方で，能動的に麻痺側下肢接地の位置とタイミングを教示しながら歩行させる条件では，下肢を注視するように注視点も麻痺側へ偏倚し，次第に下肢よりも接地位置を先行して注視するようになり，頭部の回旋も正中方向に改善した（**図5-c, f, i**）．また，鏡像フィードバックでは，注視範囲のばらつきがあったが，頭部と注視点は正中化した（**図5-e, h**）．これらは運動機能や歩行能力の改善とともに，身体だけでなく身体外空間に注意を向け，視覚情報をパフォーマンスに利用できるようになったことに伴う変化であると推察される．歩行機能について，初回評価では長下肢装具を使用して後方から介助していたが，2週後には短下肢装具とロフストランドクラッチを使用して軽介助で可能になった．

おわりに

　本稿では，半側空間無視の分類，半側空間無視患者の歩行障害が生じる神経基盤，そしてアプローチ考案につながる研究的背景について紹介した．特に，半側空間無視に対して麻痺側の空間や身体に対する注意を誘導して垂直性を再構築するために，麻痺肢の使用頻度を増加させるボトムアップ処理や視覚的手がかりを有効に利用するトップダウン処理に主眼を置いて解説した．しかし，半側空間無視の症候は多岐にわたるため，紹介したアプローチ方法は一部に過ぎない．近年では，半球間や皮質間のバランスを整え，半側空間無視や運動機能を改善することを目的とした経頭蓋磁気刺激や経頭蓋直流電気刺激を併用したトレーニングの有効性が示されているが[25][26]，トレーニング効果を最大限に発揮するためには運動学習理論に基づいた介入の併用が必要と考える．

文　献

1) Heilman KM, Valenstein E：Clinical neuropsychology. 4th ed, Oxford University Press, 2003.

2) Mesulam MM：Spatial attention and neglect：parietal, frontal and cingulate contributions to the mental representation and attentional targeting of salient extrapersonal events. *Philos Trans R Soc Lond B Biol Sci*, **354**(1387)：1325-1346, 1999.

3) Corbetta M, Shulman GL：Spatial neglect and attention networks. *Annu Rev Neurosci*, **34**：569-599, 2011.

4) Buxbaum LJ, et al：Hemispatial neglect：Subtypes, neuroanatomy, and disability. *Neurology*, **62**(5)：749-756, 2004.

5) Allred RP, Jones TA：Maladaptive effects of learning with the less-affected forelimb after focal cortical infarcts in rats. *Exp Neurol*, **210**(1)：172-181, 2008.

6) Kalra L, et al：The influence of visual neglect on stroke rehabilitation. *Stroke*, **28**(7)：1386-1391, 1997.

7) Nijboer TC, et al：The impact of recovery of visuo-spatial neglect on motor recovery of the upper paretic limb after stroke. *PloS One*, **9**(6)：e100584, 2014.

8) Genthon N, et al：Contribution of each lower limb to upright standing in stroke patients. *Stroke*, **39**(6)：1793-1799, 2008.

9) Mercer VS, et al：Recovery of paretic lower extremity loading ability and physical function in the first six months after stroke. *Arch Phys Med Rehabil*, **95**(8)：1547-1555, e1544, 2014.

10) Robertson IH, North N：Active and passive activation of left limbs：influence on visual and sensory neglect. *Neuropsychologia*, **31**(3)：293-300, 1993.

11) Azouvi P, et al：Rehabilitation of unilateral neglect：Evidence-based medicine. *Ann Phys Rehabil Med*, **60**(3)：191-197, 2017.
Summary 半側空間無視に対するトップダウン処理とボトムアップ処理に基づいたアプローチの効果を検証したレビュー.

12) Tilikete C, et al：Prism adaptation to rightward optical deviation improves postural imbalance in left-hemiparetic patients. *Curr Biol*, **11**(7)：524-528, 2001.

13) Robertson IH, et al：Sustained attention training for unilateral neglect：theoretical and rehabilitation implications. *J Clin Exp Neuropsychol*, **17**(3)：416-430, 1995.

14) Karnath HO, Fetter M：Ocular space exploration in the dark and its relation to subjective and objective body orientation in neglect patients with parietal lesions. *Neuropsychologia*, **33**(3)：371-377, 1995.

15) de Seze M, et al：Rehabilitation of postural disturbances of hemiplegic patients by using trunk control retraining during exploratory exercises. *Arch Phys Med Rehabil*, **82**(6)：793-800, 2001.

16) Reinhart S, et al：Limb activation ameliorates body-related deficits in spatial neglect. *Front Hum Neurosci*, **6**：188, 2012.

17) Sladoda JC, et al：Visual field dependence influences balance in patients with stroke. *Conf Proc IEEE Eng Med Biol Soc*, **2009**：1147-1150, 2009.

18) Bonan IV, et al：Sensory reweighting in controls and stroke patients. *Clin Neurophysiol*, **124**(4)：713-722, 2013.

19) Barra J, et al：The awareness of body orientation modulates the perception of visual vertical. *Neuropsychologia*, **50**(10)：2492-2498, 2012.
Summary 主観的または客観的な垂直が乖離した実験データに基づいて，垂直性知覚の内部モデルに影響を及ぼす感覚系，運動系および認知系の統合システムを提唱した.

20) Huitema RB, et al：Walking trajectory in neglect patients. *Gait Posture*, **23**(2)：200-205, 2006.

21) Ogourtsova T, et al：Visual perceptual deficits and their contribution to walking dysfunction in individuals with post-stroke visual neglect. *Neuropsychol Rehabil*, 1-26, 2018.

22) Russell C, et al：Attention modulates the visual field in healthy observers and parietal patients. *Neuroreport*, **15**(14)：2189-2193, 2004.

23) Malhotra P, et al：Role of right posterior parietal cortex in maintaining attention to spatial locations over time. *Brain*, **132**(Pt 3)：645-660, 2009.

24) Pearson KG：Role of sensory feedback in the control of stance duration in walking cats. *Brain Res Rev*, **57**(1)：222-227, 2008.

25) Cha HG, Kim MK：Effects of repetitive transcranial magnetic stimulation on arm function and decreasing unilateral spatial neglect in subacute stroke：a randomized controlled trial. *Clin Rehabil*, **30**(7)：649-656, 2016.

26) Elsner B, et al：Transcranial direct current stimulation(tDCS) for improving activities of daily living, and physical and cognitive functioning, in people after stroke. *Cochrane Database Syst Rev*, **3**：Cd009645, 2016.

特集／歩きと姿勢を科学する

中高齢者の歩きと姿勢を科学する
―変形性関節症とのかかわり

建内宏重*

Abstract 加齢による姿勢の変化は、脊柱（主に下位胸椎）の変化から生じるが、骨盤後傾や膝関節屈曲の代償により重心線変位への影響は小さい．また、加齢による歩行の変化は、歩幅・ケイデンスおよび歩行速度の低下とともに、膝関節の屈曲傾向や足関節よりも股関節での力発揮に依存する傾向などがみられる．姿勢や歩行の問題は、変形性股・膝関節症の進行とも関連する．膝関節症患者では、歩行時のラテラルスラストや脛骨と大腿骨との位置関係異常、過剰な外的膝内反・屈曲モーメントが疾患進行の危険因子として知られている．股関節症患者では、立位姿勢における脊柱の前傾変位や脊柱柔軟性の低下、歩行における過剰な股関節累積負荷が、疾患進行の危険因子であることが報告されている．姿勢や歩行の問題は、機能的な制限につながるだけでなく、健康寿命の延伸や股・膝関節症患者の進行予防の観点からも重要である．

Key words 姿勢(posture)，歩行(gait)，変形性関節症(osteoarthritis)，脊柱(spine)，股関節累積負荷(cumulative hip loading)

はじめに

ヒトの立ち姿や歩き方は、加齢とともに変化していく．これは、必ずしも"障害"とはいえず、適応的な変化も多分に含まれている．しかし、後述する加齢に伴う様々な立位姿勢や歩行の変化が、QOL(quality of life)の低下や転倒、死亡率にも関係することが知られている[1)2)]．中高齢者がリハビリテーションの対象となる場合、疾患や障害にかかわらずその背景には必ず自然な加齢変化による姿勢や歩行の変化が存在するため、その実際とメカニズムを理解しておくことは重要である．

また、健康寿命の延伸という観点に立つと、中高齢者の姿勢や歩行の問題における変形性関節症のかかわりを考える必要がある．それは、要介護の要因としては認知症ならびに脳血管疾患が多いが、要支援については変形性関節症に代表される関節疾患が主たる要因となっているためである[3)]．中年期から徐々に進行する変形性関節症ならびにそれによる姿勢や歩行の障害を予防・改善することが、健康寿命の延伸に貢献する可能性がある．さらに、姿勢や歩行の障害は、変形性関節症の結果として生じるだけでなく、変形性関節症の進行を助長する原因となる可能性も指摘されている[4)～6)]．この点においても、中高齢者における姿勢や歩行の適切な評価・介入の重要性は高い．

本稿では、まず、加齢に伴う立位姿勢や歩行の一般的な変化について概観し、その後、変形性膝関節症（以下、膝関節症）と変形性股関節症（以下、股関節症）における姿勢や歩行の特徴について述べる．

加齢による姿勢の変化

高齢者の一般的な立位姿勢は、脊柱後弯・骨盤

---

* Hiroshige TATEUCHI, 〒606-8507 京都府京都市左京区聖護院川原町53 京都大学大学院医学研究科人間健康科学系専攻予防理学療法学講座，特定准教授

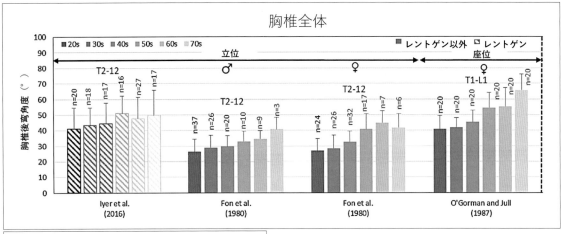

図 1.
加齢に伴う胸椎後弯の変化
加齢とともに胸椎後弯は増大するが，変化は上位胸椎よりも下位胸椎で大きい．

（文献 8 より改変引用）

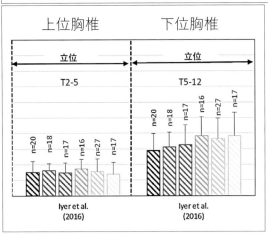

図 2. 加齢に伴う脊柱弯曲および第 7 頸椎椎体からの垂線の変化
加齢とともに脊柱全体の質量は前方に変位する．
（文献 7 より改変引用）

後傾・膝関節屈曲に特徴づけられる．加齢に伴ってこのような姿勢変化が生じる背景には，椎間板の変性や椎体圧迫骨折など脊柱領域での加齢変化がある．胸椎後弯は加齢とともに増大するが(10年で約3°の増加)，胸椎の上位よりも下位での変化が大きい(**図1**)[7)8)]．これは，脊椎椎体骨折が同領域で好発することとも関連していると思われる．また，仙骨部を基準とすると，第7頸椎椎体からの垂線(C7垂線)は加齢とともに前方変位する(**図2**)[7)]．すなわち，脊柱，主に胸椎の屈曲により上半身が前かがみの姿勢に変化していく．

上半身が前方に傾斜したままでは，重心の偏りや姿勢保持のための腰背部・下肢での筋活動が増加し，非効率的である．そのため，全身の力学的平衡を保つように，他の身体部位でのアライメント変化が同時に生じる．実際に，加齢変化により脊柱アライメントが変化しても支持基底面内での重心線の位置は加齢によって変化を認めていない[7)]．高齢者でよくみられる骨盤後傾や膝関節屈

曲は，脊柱後弯の増大を代償するためのものである．骨盤後傾は股関節を中心として，膝関節屈曲は膝関節を中心として，それよりも近位部を後方に回転させることで上半身の前方傾斜を代償する役割がある[9]．むろん，膝関節屈曲位で立位を保持することは，膝関節伸展機構への力学的ストレスを強めた姿勢となる．後述する膝関節症や膝蓋大腿関節の障害においては避けたい姿勢であるが，その膝関節のアライメントを改善する鍵は胸椎部にある．

加齢による歩行の変化[10)11)]

加齢による歩行の変化は神経筋機能の加齢変化と密接に関連している．歩行の時間距離因子について，一般には加齢に伴って歩行速度は低下し，歩幅やストライド長・ケイデンスも低下する．一方で歩隔は変化しないか，むしろ高齢者のほうが若年者よりも増大する．また，立脚期や両脚支持期の時間および歩行周期におけるそれらの割合は加齢とともに延長する．また，変動係数などを用いて評価される歩行変動性については，転倒との関連性が指摘されている一方，加齢による変化は明確ではない．

関節角度については，初期接地時の股関節屈曲角度の増加，足関節背屈角度の減少，股関節伸展および足関節底屈の最大角度の減少，歩行周期全体における股・膝関節可動域の増大，足関節可動域の減少などを認める．さらに，関節モーメントやパワーについては，足関節背屈モーメントや蹴り出しにおける足関節パワー（正）が高齢者で低下しやすい．ただし，歩行の運動学的・運動力学的因子は歩行速度の影響を強く受ける．同じ歩行速度で若年者と高齢者を比較した調査においては，初期接地時や遊脚期に高齢者では膝関節がより屈曲しやすく，股関節屈曲モーメントやパワーは高齢者でより増加する傾向にある．

変形性関節症と姿勢

1．変形性膝関節症

膝関節症患者では，一般に疾患の進行とともに膝関節の内反（あるいは外反）変形と屈曲拘縮を生じる．膝関節の内反あるいは外反変形の程度が強いほど，その後の膝関節症の進行が助長される[12]．矢状面では膝関節症患者は，股関節屈曲位，脊柱の前傾変位やC7垂線の前方変位を生じやすく[13)14)]．脊柱の前傾変位は立位での膝関節屈曲角度と関連する[13]．このような膝関節と脊柱とのアライメントの関連性は，明らかな膝関節症を認めない集団においてもみられ，例えば，立位で膝関節屈曲角度が大きいほど腰椎の前弯角度が減少することや[15]，膝関節屈曲傾向にある者あるいは膝蓋大腿関節痛のある者は，仙骨の前傾が小さい傾向にあることなどが報告されている[16]．このように，膝関節のアライメント異常や病態と立位姿勢，特に脊柱のアライメントとの間には密接な関係があり，knee-spine syndromeとも称される[15)16)]．さらに，姿勢の異常は膝関節症に合併する腰痛とも関連することが指摘されており，腰椎前弯の減少や骨盤後傾がBMIとは独立して膝関節症患者の腰痛に関連すると報告されている[17]．

2．変形性股関節症

股関節は解剖学的および機能的に骨盤・脊柱との関連が強いため，股関節症の進行に伴い姿勢の変化が生じやすい．股関節の病態と腰痛など脊柱の病態とが関連しやすいことはhip-spine syndromeとして広く知られている．

一般に，股関節症に伴って骨盤前傾と腰椎前弯の増大が生じ，また，脚長差や拘縮により，前額面での骨盤傾斜や脊柱側弯も生じる．股関節症が進むにつれて，まず骨盤前傾の増大が生じやすい．寛骨臼形成不全症に伴う二次性の股関節症では，骨盤前傾は股関節被覆率を補うための代償と考えられている．ただし，前股関節症や初期股関節症では，明らかな腰椎前弯増強にまでは至らないことも多い[18]．前述のとおり，一般に加齢に

伴って腰椎前弯は減少し骨盤は後傾するが，末期股関節症では，同年代の中高齢者に比べて腰椎前弯は維持される（腰椎前弯が大きい）[18]．末期になると股関節の変形が進み可動性が失われるため，一般的な加齢変化とは異なり骨盤前傾・腰椎前弯が維持・増大するものと考えられる．加えて，股関節症が進むと胸椎後弯の減少および骨盤の後方変位が生じる[19]．これらは，骨盤前傾に伴うC7垂線の前方変位[20]，すなわち全身姿勢のバランス不均衡を代償し力学的平衡を保つための姿勢変化と考えられる．

股関節症に伴う姿勢の悪化は，力学的な問題や腰痛との関連だけではなく，股関節症自体の進行を助長する可能性がある．筆者らは，股関節症患者を対象とした前向きコホート研究のなかで，骨盤を除く脊柱全体の前傾変位および脊柱の柔軟性低下が，その後の股関節症進行に影響することを明らかにした[6]．脊柱の変位は股関節の力学的環境を変化させ，また，脊柱柔軟性低下は立ち座りなど脊柱と股関節が連動して動く多くの日常的な動作の中での股関節の可動・力学的ストレスの増大を生じ，それぞれ股関節軟骨の変性につながるものと考えられる．姿勢や脊柱柔軟性の問題は，運動療法により改善が可能な数少ない危険因子として，臨床での評価・治療および疾患進行予防に向けた臨床研究において，注目する必要がある．

変形性関節症と歩行

1．変形性膝関節症[21][22]

歩行の時間距離因子の中で，膝関節症の特徴を最もよく表すのはストライド時間の延長である．膝関節症の重症化に伴ってストライド時間は延長する．それに伴い歩行速度も低下する場合が多いように思われるが，一致した見解は得られていない．

運動学的変化としては，荷重時の外側への急激な膝の突出であるラテラルスラスト（lateral thrust もしくは varus thrust）を認める．ラテラルスラストは，その後の膝関節症進行の危険因子と

されている[23]．また，矢状面では，初期接地の膝関節肢位が屈曲傾向を示し，その後，荷重応答期にかけての膝関節の屈曲運動が減少しやすい．このような変化は，膝関節症の進行に伴ってより悪化する傾向にあるが，近年，初期接地時あるいは荷重応答期に膝関節が屈曲位にあるほど，その後，膝関節症が進行しやすいことが報告されている[24]．さらに，関節角度だけではなく，大腿骨と脛骨との位置関係の分析から，遊脚期における脛骨に対する大腿骨の前方変位の増大や初期接地時の脛骨に対する大腿骨の後方変位の減少も，膝関節症の進行を助長する可能性が示されている[24]．また，このような膝関節運動の変化に加えて，体幹の支持側への傾斜も重度の膝関節症患者でよく観察される．

運動力学的変化として，理論的には膝関節内反変形の増大に伴ってモーメントアームが増加し外的膝関節内反モーメント（external knee adduction moment；KAM）が増大する．KAMは膝関節内側コンパートメントへの力学的ストレスと関連し，KAMの最大値[25]や立脚期の積分値[26]の増大は膝関節症の進行の危険因子として知られている．また，立脚期における外的膝関節屈曲モーメント（external knee flexion moment；KFM）最大値の増大も，膝関節症進行の危険因子の1つとされている[27]．ただし，膝関節症患者の歩行に関するシステマティックレビューでは，KAMやKFMは患者で必ずしも大きくはないということが示されている[21]．これは変形が進み，歩行時の膝関節負荷が大きくなりやすい状況において，患者は歩行速度や体幹傾斜・足角などを変化させてKAMやKFM，あるいはそれらに伴う疼痛を軽減させる代償的な歩行を選択するためと考えられる．膝関節症の進行と関連する歩行の特徴を**図3**に示す．

2．変形性股関節症[28]～[30]

股関節症では，健常者よりも歩行速度が低下する．それは，ケイデンスの低下よりも主にステップ長・ストライド長の減少による．健常者に対して患者では，患側の立脚時間は延長し遊脚時間は

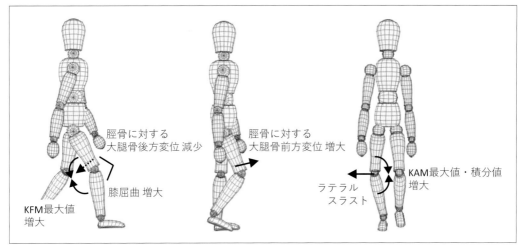

図 3. 変形性膝関節症の進行と関連する歩行の特徴
歩行時の膝関節の運動学的・運動力学的変化が，膝関節症の進行と関連する．

短縮する傾向にある．ただし，患側と健側の比較においては，患側のほうが立脚時間は短縮し遊脚時間は延長する傾向にあり，非対称性を認める．

運動学的変化として多くの調査で共通して認められるのは，股関節伸展角度の減少である．股関節伸展の減少は，股関節症の早期には疼痛を避ける意味があり，後期では疼痛に加え股関節屈曲拘縮などによると思われる．膝関節は，荷重応答期の屈曲が減少し，立脚中期から終期にかけての伸展が減少しやすい．また，前額面では，股関節内転の減少（もしくは増加）とともに体幹の支持側への側屈を認めることが多い．関節モーメントとしては，上記の股関節伸展角度の減少と関連する外的股関節伸展モーメントの減少，股関節内転および回旋モーメントの減少が特徴的である．外的股関節内転モーメント（external hip adduction moment；HAM）は，股関節症の早期から健常者よりも低値を示すことが多い[31]．

膝関節症では，前述のとおり，歩行時の運動学的あるいは運動力学的変数が，膝関節症進行の危険因子として知られており，それらの知見に基づいて，歩行の改変により膝関節への負荷を軽減し疾患進行予防につなげようとする試みがなされている[32]．しかし，股関節症では，歩行に関する変数のなかで疾患進行にかかわる危険因子は近年まで見つかっていなかった．筆者らはその点に着目し，前述と同じコホート研究において歩行を詳細に分析し股関節症進行の危険因子を探索した．そ

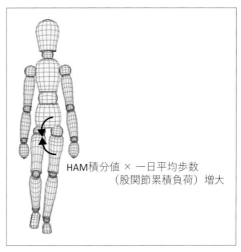

図 4. 変形性股関節症の進行と関連する歩行の特徴
歩行時の外的股関節内転モーメント（HAM）積分値と一日の活動量（歩数）との積である股関節累積負荷の増大が，股関節症の進行と関連する．

の結果，一日における歩行時の股関節累積負荷の増大が，その後の股関節症進行に影響を与えることを見出した（図 4）[5]．ここで，股関節累積負荷とは，一歩における股関節負荷（特に HAM 積分値）に一日の平均歩数を乗じることで求められる値であり，一日に股関節に加わる負荷の総量の指標となる．前述のとおり，HAM に代表される歩行時の外力の大きさは患者では健常者よりも減少しているが，荷重を受ける関節面の接触面積が寛骨臼形成不全を伴う患者では減少しているため，股関

節の形状によっては健常者よりも大きな力学的ストレスが加わる[33]．股関節症に関する歩行の問題については，歩容の悪化だけではなく日常生活における活動量も考慮して対応することの重要性を示唆している．

おわりに

本稿では立位姿勢や歩行について，一般的な加齢変化と加齢の過程で生じる股・膝関節症における特徴について述べた．ただし，健常若年者の姿勢の調査からは，男女ともに30年あるいは50年前のデータと比較すると，身長や体重などの変化に加えて，頭部の前方変位や脊柱の前傾変位・胸椎後弯の増大などがみられることが報告されている[34)35)]．これらは，中高齢者の姿勢の特徴と似ている．今後，現在の若年者が中高齢者へと移行していく中で，どのような姿勢・歩行の変化を示すかは未知であるが，本稿で述べた既存の知見とは異なる様相を呈する可能性もある．姿勢・歩行がより若年から悪い方向に変化しているとすると，それと関連した障害の予防や治療もより若年から対応する必要があるかもしれない．

文 献

1) Perera S, et al：Gait speed predicts incident disability：a pooled analysis. *J Gerontol*, **71**：63-71, 2016.

2) Roghani T, et al：Age-related hyperkyphosis：update of its potential causes and clinical impacts. Narrative review. *Aging Clin Exp Res*, **29**：567-577, 2017.

3) 厚生労働省：平成28年国民生活基礎調査の概要.

4) Bastick AN, et al：What are the prognostic factors for radiographic progression of knee osteoarthritis? A meta-analysis. *Clin Orthop Relat Res*, **473**：2969-2989, 2015.

5) Tateuchi H, et al.：Daily cumulative hip moment is associated with radiographic progression of secondary hip osteoarthritis. *Osteoarthritis Cartilage*, **25**：1291-1298, 2017.

6) Tateuchi H, et al.：Sagittal alignment and mobil-

ity of the thoracolumbar spine are associated with radiographic progression of secondary hip osteoarthritis. *Osteoarthritis Cartilage*, **26**：397-404, 2018.

7) Schwab F, et al：Gravity line analysis in adult volunteers. *Spine*, **31**：E959 E967, 2006.

8) Pan F, et al：The shape and mobility of the thoracic spine in asymptomatic adults. A systematic review of in vivo studies. *J Biomech*, **78**：21-35, 2018.

9) 仲田和正：高齢者の姿勢. 医のあゆみ, **236**：482-486, 2011.

10) Boyer KA, et al：Systematic review and meta-analysis of gait mechanics in young and older adults. *Exp Gerontol*, **95**：63-70, 2017.

11) Herssens N, et al：Do spatiotemporal parameters and gait variability differ across the lifespan of healthy adults? A systematic review. *Gait Posture*, **64**：181-190, 2018.

12) Tanamas S, et al：Does knee malalignment increase the risk of development and progression of knee osteoarthritis? A systematic review. *Arthritis Rheum*, **61**：459-467, 2009.

13) Tauchi R, et al：Influence of spinal imbalance on knee osteoarthritis in community-living elderly adults. *Nagoya J Med Sci*, **77**：329-337, 2015.

14) Wang WJ, et al：Sagittal alignment of the spine-pelvis-lower extremity axis in patients with severe knee osteoarthritis. *Bone Joint Res*, **5**：198-205, 2016.

15) Murata Y, et al：The knee-spine syndrome. Association between lumbar lordosis and extension of the knee. *J Bone Joint Surg Br*, **85**-B：95-99, 2003.

16) Tsuji T, et al：Knee-spine syndrome：correlation between sacral inclination and patellofemoral joint pain. *J Orthop Sci*, **7**：519-523, 2002.

17) Abe H, et al：Sagittal spinopelvic alignment in the standing position associated with low back pain in patients with knee osteoarthritis. *Kitasato Med J*, **48**：9-15, 2018.

18) Okuda T, et al：Stage-specific sagittal spinopelvic alignment changes in osteoarthritis of the hip secondary to developmental hip dysplasia. *Spine*, **32**：E816-819, 2007.

19) Day LM, et al：Radiographic severity of hip osteoarthritis in patients with adult spinal defor-

mity：the effect on spinopelvic and lower extremity compensatory mechanisms. *Eur Spine J*, **27**：2294-2302, 2018.

20) Weng WJ, et al：Characteristics of sagittal spine-pelvis-leg alignment in patients with severe hip osteoarthritis. *Eur Spine J*, **24**：1228-1236, 2015.

21) Mills K, et al：Biomechanical deviations during level walking associated with knee osteoarthritis：A systematic review and meta-analysis. *Arthritis Care Res*, **65**：1643-1665, 2013.

22) Favre J, et al：Gait analysis of patients with knee osteoarthritis highlights a pathological mechanical pathway and provides a basis for therapeutic interventions. *EFORT Open Rev*, **13**：368-374, 2017.

23) Chang A, et al：Thrust during ambulation and the progression of knee osteoarthritis. *Arthritis Rheum*, **50**：3897-3903, 2004.

24) Favre J, et al：Baseline ambulatory knee kinematics are associated changes in cartilage thickness in osteoarthritic patients over 5 years. *J Biomech*, **49**：1859-1864, 2016.

25) Miyazaki T, et al：Dynamic load at baseline can predict radiographic disease progression in medial compartment knee osteoarthritis. *Ann Rheum Dis*, **61**：617-622, 2002.

26) Bennell KL, et al：Higher dynamic medial knee load predicts greater cartilage loss over 12 months in medial knee osteoarthritis. *Ann Rheum Dis*, **70**：1770-1774, 2011.

27) Chehab EF, et al：Baseline knee adduction and flexion moments during walking are both associated with 5 year cartilage changes in patients with medial knee osteoarthritis. *Osteoarthritis Cartilage*, **22**：1833e9, 2014.

28) Ornetti P, et al：Gait analysis as a quantifiable outcome measure in hip or knee osteoarthritis：A systematic review. *Joint Bone Spine*, **77**：421-425, 2010.

29) Constantinou M, et al：Spatial-temporal gait characteristics in individuals with hip osteoarthritis：A systematic literature review and meta-analysis. *J Orthop Sports Phys Ther*, **44**：291-303, 2014.

30) Meyer CAG, et al：Biomechanical gait features associated with hip osteoarthritis：Toward a better definition of clinical hallmarks. *J Orthop Res*, **33**：1498-1507, 2015.

31) Ardestani MM, et al：Can a linear combination of gait principal component vectors identify hip OA stages? *J Biomech*, **49**：2023-2030, 2016.

32) Simic M, et al：Gait modification strategies for altering medial knee joint load：A systematic review. *Arthritis Care Res*, **63**：405-426, 2011.

33) Vafaeian B, et al：Finite element analysis of mechanical behavior of human dysplastic hip joints：a systematic review. *Osteoarthritis Cartilage*, **25**：438-447, 2017.

34) 中尾美喜夫ほか：男子大学生の矢状面における脊柱弯曲の時代的変化. 大阪経大論集, **58**：71-81, 2007.

35) 原田妙子：若い女性の側面姿勢の変化について. 名古屋女子大学紀要, **60**：19-27, 2014.

足育学 SOKU-IKU GAKU

新刊

外来でみる フットケア・フットヘルスウェア

編集：**高山かおる**　埼玉県済生会川口総合病院 主任部長
一般社団法人足育研究会 代表理事

2019年2月発行　B5判　274頁　定価（本体価格 7,000円＋税）

治療から運動による予防まで
あらゆる角度から「足」を学べる足診療の決定版！

解剖や病理、検査、治療だけでなく、日々のケアや爪の手入れ、
運動、靴の選択など知っておきたいすべての足の知識が網羅されています。
皮膚科、整形外科、血管外科・リンパ外科・再建外科などの**医師**や**看護師**、
理学療法士、**血管診療技師**、さらには**健康運動指導士**や**靴店マイスター**など、
多職種な豪華執筆陣が丁寧に解説！
初学者から専門医師まで、とことん「足」を学べる一冊です。

CONTENTS

序章	「あしよわ分類」を理解する
Ⅰ章	足を解剖から考える
Ⅱ章	足疾患の特徴を学ぶ
Ⅲ章	検査で足を見極める
Ⅳ章	足疾患の治療を知る
Ⅴ章	足のケア・洗い方を指導する
Ⅵ章	フットウェアを選ぶ
Ⅶ章	忘れてはいけない 歩き方指導・運動
Ⅷ章	まだまだ知っておきたい 足にまつわる知識
巻末	明日から使える「指導箋」

セルフケア指導ができる「指導箋」付き！

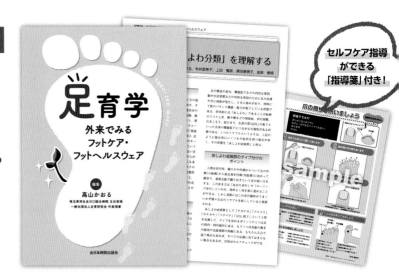

全日本病院出版会　〒113-0033 東京都文京区本郷 3-16-4　Tel:03-5689-5989
www.zenniti.com　Fax:03-5689-8030

ピン・ボード

リハ栄養フォーラム 2019

＜大阪＞
日　時：5 月 12 日（日）12：30〜16：30
場　所：グランキューブ大阪　1003
定　員：500 名
＜仙台＞
日　時：5 月 25 日（土）12：30〜16：30
場　所：TKP ガーデンシティ仙台　ホール 13
定　員：280 名
＜岡山＞
日　時：6 月 1 日（土）12：30〜16：30
場　所：岡山コンベンションセンター　イベントホール
定　員：360 名
＜福岡＞
日　時：6 月 30 日（日）12：30〜16：30
場　所：JR 博多シティ 9F JR 九州ホール
定　員：600 名
募集開始：3 月 29 日（金）
＜東京＞
日　時：7 月 20 日（土）10：00〜16：30
場　所：よみうりホール
定　員：1000 名
募集開始：3 月 29 日（金）
＜札幌＞
日　時：7 月 27 日（土）12：30〜16：30
場　所：ACU 札幌　ACU-A（アスティ 45）1614
定　員：250 名
募集開始：4 月 19 日（金）
＜名古屋＞
日　時：8 月 24 日（土）12：30〜16：30
場　所：TKP ガーデンシティ PREMIUM 名駅西口　2
　　　　階ペガ
定　員：280 名
募集開始：5 月 24 日（金）

受講料
・大阪・仙台・岡山・福岡・札幌・名古屋 各会場　3,000
　円（税込）
・東京会場　4,000 円（税込）
お申込み：下記 Web サイトよりお申し込みください。
URL：http://www.e-toroku.jp/rihaeiyo2019/

FAXによる注文・住所変更届け

改定：2015年1月

　毎度ご購読いただきましてありがとうございます.

　読者の皆様方に小社の本をより確実にお届けさせていただくために，FAX でのご注文・住所変更届けを受けつけております. この機会に是非ご利用ください.

◇ご利用方法

　FAX 専用注文書・住所変更届けは，そのまま切り離して FAX 用紙としてご利用ください. また，注文の場合手続き終了後，ご購入商品と郵便振替用紙を同封してお送りいたします. 代金が 5,000 円をこえる場合，代金引換便とさせて頂きます. その他，申し込み・変更届けの方法は電話，郵便はがきも同様です.

◇代金引換について

　本の代金が 5,000 円をこえる場合，代金引換とさせて頂きます. 配達員が商品をお届けした際に，現金またはクレジットカード・デビットカードにて代金を配達員にお支払い下さい(本の代金＋消費税＋送料). （※年間定期購読と同時に 5,000 円をこえるご注文を頂いた場合は代金引換とはなりません. 郵便振替用紙を同封して発送いたします. 代金後払いという形になります. 送料は定期購読を含むご注文の場合は頂きません）

◇年間定期購読のお申し込みについて

　年間定期購読は，1 年分を前金で頂いておりますため，代金引換とはなりません. 郵便振替用紙を本と同封または別送いたします. 送料無料，また何月号からでもお申込み頂けます.

　毎年末，次年度定期購読のご案内をお送りいたしますので，定期購読更新のお手間が非常に少なく済みます.

◇住所変更届けについて

　年間購読をお申し込みされております方は，その期間中お届け先が変更します際，必ずご連絡下さいますようよろしくお願い致します.

◇取消，変更について

　取消，変更につきましては，お早めに FAX，お電話でお知らせ下さい.

　返品は，原則として受けつけておりませんが，返品の場合の郵送料はお客様負担とさせていただきます. その際は必ず小社へご連絡ください.

◇ご送本について

　ご送本につきましては，ご注文がありましてから約 1 週間前後とみていただきたいと思います. お急ぎの方は，ご注文の際にその旨をご記入ください. 至急送らせていただきます. 2〜3 日でお手元に届くように手配いたします.

◇個人情報の利用目的

　お客様から収集させていただいた個人情報，ご注文情報は本サービスを提供する目的(本の発送，ご注文内容の確認，問い合わせに対しての回答等)以外には利用することはございません.

　その他，ご不明な点は小社までご連絡ください.

株式会社 全日本病院出版会

〒 113-0033 東京都文京区本郷 3-16-4-7 F
電話 03(5689)5989　FAX03(5689)8030　郵便振替口座 00160-9-58753

FAX 専用注文書

5,000 円以上代金引換

ご購入される書籍・雑誌名に○印と冊数をご記入ください

○	書　籍　名	定価	冊数
	骨折治療基本手技アトラス―押さえておきたい 10 のプロジェクト― 新刊	¥16,200	
	グラフィック リンパ浮腫診断―医療・看護の現場で役立つケーススタディー 新刊	¥7,344	
	足育学　外来でみるフットケア・フットヘルスウェア 新刊	¥7,560	
	四季を楽しむビジュアル嚥下食レシピ 新刊	¥3,888	
	病院と在宅をつなぐ 脳神経内科の摂食嚥下障害―病態理解と専門職の視点― 新刊	¥4,860	
	ゼロからはじめる！ Knee Osteotomy アップデート	¥11,880	
	イラストからすぐに選ぶ　漢方エキス製剤処方ガイド	¥5,940	
	化粧医学―リハビリメイクの心理と実践―	¥4,860	
	ここからスタート！睡眠医療を知る―睡眠認定医の考え方―	¥4,860	
	髄内釘による骨接合術―全テクニック公開, 初心者からエキスパートまで―	¥10,800	
	カラーアトラス　爪の診療実践ガイド	¥7,776	
	睡眠からみた認知症診療ハンドブック―早期診断と多角的治療アプローチ―	¥3,780	
	肘実践講座　よくわかる野球肘　肘の内側部障害―病態と対応―	¥9,180	
	医療・看護・介護で役立つ嚥下治療エッセンスノート	¥3,564	
	こどものスポーツ外来―親もナットク！このケア・この説明―	¥6,912	
	野球ヒジ診療ハンドブック―肘の診断から治療, 検診まで―	¥3,888	
	見逃さない！骨・軟部腫瘍外科画像アトラス	¥6,480	
	パフォーマンス UP！　運動連鎖から考える投球障害	¥4,212	
	医療・看護・介護のための睡眠検定ハンドブック	¥3,240	
	肘実践講座 よくわかる野球肘　離断性骨軟骨炎	¥8,100	
	これでわかる！スポーツ損傷超音波診断 肩・肘＋α	¥4,968	
	達人が教える外傷骨折治療	¥8,640	
	ここが聞きたい！スポーツ診療 Q & A	¥5,940	
	見開きナットク！フットケア実践 Q & A	¥5,940	
	高次脳機能を鍛える	¥3,024	
	最新　義肢装具ハンドブック	¥7,560	
	訪問で行う 摂食・嚥下リハビリテーションのチームアプローチ	¥4,104	

バックナンバー申込（※ 特集タイトルはバックナンバー 一覧をご参照ください）

❈メディカルリハビリテーション（No）

No_____　　No_____　　No_____　　No_____　　No_____

No_____　　No_____　　No_____　　No_____　　No_____

❈オルソペディクス（Vol/No）

Vol/No_____　Vol/No_____　Vol/No_____　Vol/No_____　Vol/No_____

年間定期購読申込

❈メディカルリハビリテーション　　　　　　　No.　　　　　　　から

❈オルソペディクス　　　　　　　Vol.　　　No.　　　　　　から

TEL：	（　　　）	FAX：	（　　　）
ご住所	〒		
フリガナ			診療科目
お名前		要捺印	

FAX 03-5689-8030 全日本病院出版会行

全日本病院出版会行　FAX 03-5689-8030

年　月　日

住 所 変 更 届 け

お名前	フリガナ
お客様番号	毎回お送りしています封筒のお名前の右上に印字されております8ケタの番号をご記入下さい。
新お届け先	〒　　　　都道府県
新電話番号	（　　　　）
変更日付	年　月　日より　　　　月号より
旧お届け先	〒

※ 年間購読を注文されております雑誌・書籍名に✓を付けて下さい。
- ☐ Monthly Book Orthopaedics （月刊誌）
- ☐ Monthly Book Derma. （月刊誌）
- ☐ 整形外科最小侵襲手術ジャーナル （季刊誌）
- ☐ Monthly Book Medical Rehabilitation （月刊誌）
- ☐ Monthly Book ENTONI （月刊誌）
- ☐ PEPARS （月刊誌）
- ☐ Monthly Book OCULISTA （月刊誌）

FAX 03-5689-8030

全日本病院出版会行

Monthly Book Medical Rehabilitation
バックナンバー在庫

2019.4.現在

【2013 年】
No.157 肩関節傷害 診療の真髄
編集/岩堀裕介（増大号/3,900 円＋税）
No.163 もう悩まない！100症例から学ぶリハビリテーション評価のコツ
編集/里宇明元・辻川将弘・杉山 瑶・堀江温子（増刊号/4,900 円＋税）

【2014 年】
No.170 高齢者のフレイル（虚弱）とリハビリテーション
編集/近藤和泉（増大号/3,900 円＋税）
No.176 運動器疾患リハビリテーション実践マニュアル
編集/帖佐悦男（増刊号/4,900 円＋税）

【2015 年】
No.182 下肢のスポーツ障害—押さえておきたい病態・評価・治療とリハビリテーション— 編集/吉矢晋一
No.183 知りたい！聞きたい！認知症 Q & A
編集/遠藤英俊（増刊号/4,980 円＋税）
No.186 終末期の摂食嚥下リハビリテーション
—看取りを見据えたアプローチ— 編集/野原幹司
No.188 地域包括ケアシステムにおいて生活期リハビリテーションに期待すること 編集/斉藤正身
No.189 リハビリテーション医療における呼吸器診療
編集/笠井史人（増大号/4,000 円＋税）
No.190 急性期リハビリテーションにおけるチーム医療—Inter-Professional Working から Trans-Professional Working へ— 編集/髙橋哲也
No.191 がんサバイバーのリハビリテーション 編集/小西敏郎

【2016 年】
No.192 回復期における高次脳機能障害へのアプローチ
—病態評価に基づく対応— 編集/宮井一郎
No.193 脳性麻痺のリハビリテーション
—押さえておきたい二次障害への対応— 編集/朝貝芳美
No.194 現場に活かすリハビリテーション支援機器 編集/浅見豊子
No.195 骨粗鬆症 update—リハビリテーションとともに—
編集/島田洋一・宮腰尚久（増大号/4,000 円＋税）
No.196 パーキンソニズムの診断とリハビリテーション 編集/林 明人
No.197 大腿骨近位部骨折のリハビリテーション 編集/千田益生
No.198 腰痛予防と運動指導—セルフマネジメントのすすめ—
編集/矢吹省司
No.199 知っておくべきリハビリテーションにおける感染対策 編集/藤谷順子
No.200 在宅高齢者の内部障害リハビリテーション 編集/諸冨伸夫
No.201 リハビリテーション看護—看護実践のエビデンスと可能性—
編集/金城利雄・荒木暁子
No.202 発達期の嚥下調整食 編集/弘中祥司
No.203 リハビリテーションに役立つ！睡眠障害・睡眠呼吸障害の知識
編集/近藤国嗣（増刊号/4,980 円＋税）
No.204 末梢神経障害に対する治療の進歩—新たな展開とリハビリテーション— 編集/平田 仁

【2017 年】
No.205 医工, 産学連携によるリハビリテーション 編集/菅本一臣
No.206 認知症予防とリハビリテーション 最前線
編集/繁田雅弘・竹原 敦
No.207 脳損傷者の自動車運転—QOL 向上のために— 編集/武原 格
No.208 リハビリテーションに役立つ心理療法 編集/中島恵子
No.209 脊髄損傷のリハビリテーション最前線 編集/三上靖夫
No.210 小児脳損傷のリハビリテーション
—成長に合わせたアプローチ— 編集/橋本圭司
No.211 全身管理からみたフットケア 編集/杉本郁夫

No.212 摂食嚥下障害リハビリテーション ABC
編集/出江紳一（増刊号/4,980 円＋税）
No.213 神経免疫疾患治療とリハビリテーション update 編集/阿部和夫
No.214 リンパ浮腫コントロール 編集/廣田彰男
No.215 人工呼吸器管理患者のリハビリテーション 編集/笠井史人
No.216 運動器疾患エコー活用術 編集/扇谷浩文
No.217 知っておきたい！これからの生活期リハビリテーション
編集/石川 誠（増大号/4,000 円＋税）

【2018 年】
No.218 心大血管手術後のリハビリテーション 編集/宮野佐年
No.219 医療 IT を活かすチームリハビリテーション 編集/菅原英和
No.220 リハビリテーションから考える高次脳機能障害者への生活支援
編集/中島八十一
No.221 多職種協働による転倒予防 私たちの取り組み 編集/渡邊 進
No.222 チーム医療の中のリハ医のリーダーシップ—様々なチームシチュエーション—
編集/岡本隆嗣
No.223 次のリハビリテーションに活きる！私の脳疾患評価
編集/石合純夫（増刊号/4,980 円＋税）
No.224 リハビリテーションを支える栄養管理の知識
編集/栢下 淳
No.225 知っておきたい脳卒中下肢装具の知識
編集/牧野健一郎
No.226 認知症高齢者の摂食嚥下リハビリテーション
編集/大熊るり
No.227 臨床実践！失語症のリハビリテーション
編集/前島伸一郎
No.228 成長期のスポーツ外傷・障害とリハビリテーション医療・医学
編集/帖佐悦男（増刊号/4,000 円＋税）
No.229 これからの“地域”づくり—リハビリテーションの視点から—
編集/宮田昌司
No.230 リハビリテーションに活かす ソーシャルワーカーの力
編集/取出涼子

【2019 年】
No.231 心臓リハビリテーションにおける新時代の幕明け
編集/諸冨伸夫
No.232 脳性麻痺のリハビリテーション
—障害のある子どもとその家族を支える—
編集/土岐めぐみ
No.233 高齢者と排泄—アセスメントとケア—
編集/谷口珠実
No.234 在宅医に役立つ生活期における補装具・生活用具の知識
編集/吉永勝訓

2019 年 年間購読のご案内

年間購読料 39,570 円（消費税込）

年間 13 冊発行

（通常号 11 冊・増大号 1 冊・増刊号 1 冊）

送料無料でお届けいたします！

各号の詳細は弊社ホームページでご覧いただけます.
☞www.zenniti.com/

※各号定価（本体価格 2,500 円＋税）（増刊・増大号を除く）

次号予告

脳卒中リハビリテーション医療 update

No.236（2019 年 5 月増刊号）

編集／産業医科大学教授　　　　　佐伯　　覚

脳梗塞急性期治療の進歩……… 鴨川　徳彦ほか
高齢脳卒中患者の特徴…………… 平野　照之
脳卒中データベースの活用……… 徳永　　誠ほか
脳卒中急性期リハビリテーションの
　現状と課題……………………… 山田　　深
脳卒中回復期リハビリテーションの
　現状と課題……………………… 赤津　嘉樹ほか
脳卒中生活期リハビリテーションの
　現状と課題……………………… 近藤　国嗣
脳卒中の機能予後予測…………… 小山　哲男
脳卒中回復期リハビリテーションの
　チーム体制とカンファレンス… 菅原　英和
脳卒中患者の歩行障害と下肢装具… 木村　公宣
脳卒中患者におけるロボット支援歩行練習
　…………………………………… 平野　　哲ほか
脳卒中患者の痙縮への対応……… 蜂須賀明子ほか
脳卒中患者の高次脳機能障害への対応
　…………………………………… 渡邉　　修

脳卒中患者の摂食嚥下障害への対応
　…………………………………… 高畠　英昭
脳卒中後うつ・アパシーへの対応
　…………………………………… 先崎　　章
脳卒中後てんかんへの対応……… 藤本　礼尚
脳卒中片麻痺上肢に対する CI 療法
　…………………………………… 竹林　　崇
脳卒中片麻痺上肢に対する
　促通反復療法…………………… 下堂薗　恵ほか
脳卒中片麻痺上肢に対する
　HANDS 療法…………………… 川上　途行ほか
脳卒中片麻痺上肢に対する
　経頭蓋磁気刺激療法…………… 福井　遼太ほか
脳卒中片麻痺上肢に対する
　経頭蓋直流電気刺激法………… 杉本　香苗ほか
脳卒中後の社会参加と両立支援… 豊田　章宏
脳卒中後の自動車運転の再開…… 飯田　真也ほか
地域包括ケアシステムを支える連携1
　―札幌渓仁会リハビリテーション病院の
　　取り組み……………………… 橋本　茂樹
地域包括ケアシステムを支える連携2
　―産業医科大学の取り組み…… 白石純一郎ほか
脳卒中の再発予防と生活管理…… 橋本洋一郎
脳卒中リハビリテーションにおける福祉機器の
　開発・活用に係る医工連携…… 粂田　哲人ほか

編集主幹：宮野佐年　医療法人財団健貢会総合東京病院 　　　　　　　　　リハビリテーション科センター長 　　　　　水間正澄　医療法人社団輝生会理事長 　　　　　　　　　昭和大学名誉教授	No.235　編集企画： 長谷公隆　関西医科大学教授

Monthly Book Medical Rehabilitation　No.235

2019 年 5 月 15 日発行　（毎月 1 回 15 日発行）
　　　定価は表紙に表示してあります.
　　　　　　Printed in Japan

発行者　　末　定　広　光
発行所　　株式会社　全日本病院出版会
〒 113-0033　東京都文京区本郷 3 丁目 16 番 4 号 7 階
　　　　　　電話（03）5689-5989　Fax（03）5689-8030
　　　　　　郵便振替口座 00160-9-58753

Ⓒ ZEN・NIHONBYOIN・SHUPPANKAI, 2019

印刷・製本　三報社印刷株式会社　　　電話（03）3637-0005
広告取扱店　㈱日本医学広告社　　　　電話（03）5226-2791

・本誌に掲載する著作物の複製権・翻訳権・上映権・譲渡権・公衆送信権（送信可能化権を含む）は株式会社
　全日本病院出版会が保有します.
・ JCOPY ＜（社）出版者著作権管理機構　委託出版物＞
　本誌の無断複写は著作権法上での例外を除き禁じられています. 複写される場合は, そのつど事前に, （社）出版
　者著作権管理機構（電話 03-5244-5088, FAX 03-5244-5089, e-mail: info@jcopy.or.jp）の許諾を得てください.
・本誌をスキャン, デジタルデータ化することは複製に当たり, 著作権法上の例外を除き違法です. 代行業者等
　の第三者に依頼して同行為をすることも認められておりません.